원본 야채수프 건강법

원본 야채수프 건강법

2009년 9월 20일 초판 1쇄 발행
2025년 3월 5일 초판 36쇄 발행

지은이 다테이시 가즈(立石 和)
옮긴이 최　현
엮은이 정종녘
펴낸이 김재환
펴낸곳 도서출판 다문
주소 서울특별시 성북구 보문로 58-1, 202호
등록 1989년 5월 10일　등록번호 제6-85호
전화 02-924-1140　팩스 02-924-1147
이메일 bookpost@naver.com

책값은 표지의 뒷면에 있습니다.

ISBN 978-89-7146-032-0　13380

원본
야채수프 건강법

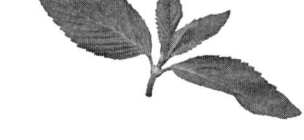

Vegetables Soup

다테이시 가즈(立石 和) 지음 | 최 현 옮김 | 정종덕 엮음

| 저자 머리말 |

지금 일본을 휩쓸며
큰 붐이 된 〈야채수프〉

여러분은 만병에 효과가 있는 〈야채수프〉를 들어보셨습니까?

'말기 암으로 여생이 얼마 남지 않았다고 의사로부터 선고를 받은 환자가 〈야채수프〉를 먹는 것만으로 암이 없어졌다.'

'당뇨병이나 C형 감염 등 실제로 현대의학에는 치료법이 전혀 존재하지 않는 만성 질환이 〈야채수프〉를 먹는 것만으로 놀라운 정도로 회복했다.'

이러한 이야기를 어디선가 듣지 않으셨습니까?

지금까지 유행했던 건강법은 여러 가지가 있었습니다.

그러나 〈야채수프〉는 그러한 건강법과는 완전히 다른 것입니다. 인체를 철저하게 연구하여 기존에 상식이 되었던 의학의 근본적인 오류를 극복하여 완성된 '새로운 의학' 입니다.

채소는 언뜻 보기에 흔한 소재입니다만 그 속에 '인간생명의 원천'이 있습니다. 저는 오랜 기간에 걸친 연구에서 그 진리를 발견했으며 마침내 〈야채수프〉를 개발했습니다. 또한, 〈야채수프〉를 중심으로 그 것을 보강하는 현미차 등을 이용한 건강법을 개발했습니다.

그러나 이런 건강법이 어느 부분에서는 현대의학의 상식과는 정면으로 대립되는 것이었습니다. 그 때문에 저는 먼저 주변 사람들에게 확산시키는 방법을 취하게 되었습니다.

저는 정식으로 의사가 되는 정규교육과는 다른 훈련을 받았습니다. 다행스럽게 그 과정에서 여러 차례 인체해부의 기회를 가졌습니다.

말을 못하는 주검이었지만 수다스러울 정도로 인체와 질병, 건강에 대해서 많은 이야기를 하는 것이었습니다.

그때 저는 많은 의학적 사실을 발견하게 되었고, 그것은 기존의 의학적인 상식과는 너무 다르다는 것을 알게 되었습니다.

그 결과로 개발한 것이 〈야채수프〉인 것입니다.

저의 연구는 예방의화학적인 방법론에 의한 것입니다. 그것은 인간의 몸을 구성하고 있는 물질을 우선 인식하고, 화학적으로 어떤 형태로 건강이 유지되고 있는가를 살피는 것에서 시작되었습니다.

최근 의학계에서 가장 중요하고 근본적인 분야인 생화학의 최신 연구 성과가 저의 연구를 뒷받침해 주었습니다. 그렇지만 의학적 상식에 반하는 이 방법론이 일반적으로 받아들여지는 것은 무리라고 저는 판단했습니다.

일반적인 의학계가 저와 같은 존재를 어떤 식으로 취급할지는 쉽게 예측할 수 있었습니다. 일단 무시하거나 비방하고 나서 제가 이루어낸

성과만을 이용하는 것입니다. 그래서 저는 건강상담회라는 형태로 전국을 돌며 건강지도를 해 왔습니다.

의사법이라는 법적인 제약 때문에 몸을 만지거나 투약하거나 하지는 않았습니다. 그러나 저는 과거부터 수만 명에 달하는 여러 병든 사람들을 보아왔습니다. 그렇기 때문에 얼굴색이나 손바닥의 색, 작은 동작에서 그 사람이 어디가 아픈지를 꿰뚫어 볼 수 있었습니다.

그래서 건강지도회나 건강강연회 과정에서 많은 사람들에게 〈야채수프〉를 권하였습니다. 또한, 일반적인 의학적 상식이나 영양학적 오류를 바로잡았습니다. 저의 지도에 의해서 많은 사람이 건강을 되찾게 되었습니다. 저는 건강에 대해 고민하고 있는 분들의 인생 조언자가 된 것입니다.

나의 이러한 작고 보잘 것 없는 활동이 주변에서만 행해졌으나, 그 효과는 경이적이었기 때문에 소문이 소문을 부르게 된 것입니다. 그리하여 드디어 일본 사람들 중에 반드시 아는 사람 중에 누군가는 〈야채수프〉를 먹고 있는데 까지 이르렀습니다.

건강잡지가 이 일을 알고 찾아오면서는 거의 매달 특집을 편성하게 되었습니다. 그것도 경쟁하고 있는 잡지끼리 동시에 채택하는 상황이었고, 수많은 취재의뢰가 밀려들어왔습니다.

그러나 저는 제 자신이 앞장서서 전반적인 연구결과를 밝히는 것을 주저했습니다. '이해받지 못하겠지, 오해를 받겠지' 하고 생각했습니다.

사실 〈야채수프〉를 방영한 TV 프로에서 의사가 카운슬러로 나와서 여러 가지 질문에 대답하고 있었습니다만 극히 상식적인 대답만 하는 것으로 저의 생각과는 완전히 동떨어진 내용이었고, 잘못된 해설도 있었습니다.

오늘날에는 세계적인 대학과 의학자로부터 〈야채수프〉와 현미차에 대한 문헌과 데이터 등을 배우고 싶다는 요청이 밀려오고 있습니다.

그러나 저는 거절해 왔습니다. 그것은 다음과 같은 일들이 있었기 때문입니다.

일찍이 저는 어느 의사에게 정직하게 그 데이터를 갖추어 보냈었지만 수개월 후 그 의사가 제약회사에 가지고 가서 신약을 발표하고 의학박사라는 타이틀을 얻게 된 것입니다.

이처럼 지금까지 가르쳐준 데이터는 개업의에서 대학병원 의사에 이르기까지 거의 모든 경우에 그들이 고생하지 않고 박사학위를 따는 도구가 된 것입니다. 그들의 명예와 이익을 위해 이용된 것을 저로서는 가만히 있을 수 없었습니다.

그 때문에 데이터의 제공을 완강히 거절해 왔던 것입니다.

그렇기 때문에 지금까지는 〈야채수프〉가 저의 주변 사람들에게 도움이 되면 그것으로 좋다고 생각해왔습니다.

그러나 지금은 조금 생각을 바꿨습니다. 역시 많은 사람들의 생명이 중요하기 때문입니다. 게다가 〈야채수프〉의 일이 입소문으로 퍼져나가 큰 붐이 일어난 것입니다.

〈야채수프〉가 많은 사람들에게 알려진 것은 매우 좋은 일입니다만, 한편으로는 잘못된 지식이 전파되어 부작용도 생기게 되었습니다. 경우에 따라서는 좀처럼 〈야채수프〉의 효과를 얻을 수 없을 뿐만 아니라 건강을 해치는 일조차 있습니다. 또한 〈야채수프〉의 모조품이 일반에게 판매되는 일이 생겼습니다.

한편으로는 저의 존재를 알게 된 건강을 소망하는 많은 분들로부터 건강 상담문의가 너무나 많이 쇄도하는 사태가 벌어졌습니다. 제 자신이 지금처럼 입소문에 의해 전국에 건강상담회를 순회하는 형태에는 한계가 보이기 시작했던 것입니다.

그래서 주변에서 저를 이해하는 분들과 상담한 끝에 고정 장소에서 정기적으로 건강 상담이 가능한 체제를 만들게 되었습니다. 그것은 이 책의 마지막에 소개하도록 하겠습니다.

아울러 제자신의 생각을 널리 일반 세상에 호소하기로 했습니다.

이젠 지금까지와 같은 일을 말하지 않으면 안 된다고 판단하고 여기에 감히 모든 것을 발표하기로 했습니다.

마침 인연이 있던 출판사로부터 제 생각을 책으로 내지 않겠냐는 권유를 받아들이기로 하였습니다.

지금까지는 이러한 요청을 거절해 왔습니다만 저의 생의화학적 방법론을 공개할 좋은 기회로 받아들이게 된 것이 이 책입니다.

동시에 지금 각 대학과 의료관계자들에게 본 서적을 기초로 하여 보다 훌륭한 것을 개발하길 바라고 있습니다. 최근에 바라는 것은 더욱더 연구하고 노력하여 부작용이 없으며, 많은 사람이 안심하고 치료를 받을 수 있고, 인간미가 있는 의료체계의 확립-질병의 예방과 치료- 입니다.

이 책에서는 〈야채수프〉에 대한 실제 사례와 저의 연구 성과에 의한 의화학의 이론을 전개하고 있습니다.

또한 저는 지금까지 건강 교과서 『생명의 은총으로의 초대』(예방의화학연구소 발행)를 많은 분들에게 배부해 왔습니다만 여기에서 그 중요부분과 함께 〈야채수프〉로 건강을 회복한 사람들의 체험담과 여러 가지 최신 정보를 담았습니다.

더불어 의학적인 상식과는 정면으로 대립하는 이야기도 다수 실었습니다. 그러나 무엇이 맞는 것인지는 모든 사실이 증명하고 있습니다.

이 책을 알고 있는 것으로 당신은 이미 의학적인 진실과 참다운 건강을 손에 넣는 데에 한 발자국을 내딛었습니다. 다음은 실천입니다.

반드시, '생명의 은총'을 받을 수 있을 것입니다.

다테이시 가즈(立石 和)
예방의화학연구소 소장

| 프롤로그 |

'기적의 〈야채수프〉'로의 초대

〈야채수프〉에 닿은 암세포는 더 이상 활동하지 못했다

〈야채수프〉는 현재 일본에서 큰 유행이라고 해도 좋을 정도로 주목을 받고 있습니다. 〈야채수프〉가 지금까지의 건강법과 결정적으로 다른 점은 현대의학에서는 치료 불가능한 것으로 여겨온 암과 만성질환에 분명한 효과를 보이며 치유되고 있기 때문입니다.

현대의학에서는 암에 걸리면 사망한 것과 마찬가지 아니겠냐고 의사들은 말합니다. 분명 살아난 사람도 늘어나고 있습니다. 그러나 암은 여전히 현대인의 사망원인 제1위입니다.

암에 걸리면 기본적으로는 그 앞에 죽음이 기다리고 있는 것이 현대의 상식입니다. 암과 싸우려고 결의를 해도 대부분은 괴로워하며 죽게 되는 것입니다. 그러나 〈야채수프〉를 마시고 불과 3시간 후에는 암세포가 활동하지 못하며, 때로는 소멸하는 것입니다. 저는 건강상담회에서 암이라고 진단받은 환자들이 오셔도 담담하게 "아, 암입니까?"라고 특별히 놀라지 않습니다. 왜냐하면 암은 조금도 무서워할 필요가 없으며 치료할 수 있는 병이기 때문입니다.

제가 연구실에서 현미경을 보고 있을 때입니다. 시험 삼아 암세포에 〈야채수프〉를 접촉시키자 그때까지 활발하게 활동하며 증가하고 있던 암세포가 거짓말처럼 꿈쩍도 하지 않는 것입니다. 제가 개발한 〈야채수프〉지만 그것은 놀라울 정도로 확실한 효과가 나타났습니다.

실제 아주 여러 가지 실제 사례가 전국의 환자들에게서 보고되고 있습니다. 저는 지금까지 일본 전국에 연일 건강상담회를 열어 왔습니다. 그리고 매일같이 몇 명에서 몇 십 명의 암환자를 만나고 있습니다. 만나지 않은 날이 거의 없다고 말하는 것이 좋겠네요.

또, 저의 특수한 체험과 공부의 성과로 사람의 얼굴색, 자세, 걸음걸이, 손바닥 같은 것으로 그 사람이 가진 질병을 알 수 있습니다. 그리고 암에 걸려 의사가 포기한 환자를 만나게 되었을 때 저는 〈야채수프〉, 소변, 현미차를 사용한 건강법을 권유해 주었습니다. 그리고 거의 모든 분들이 살아났습니다. 그 평판으로 〈야채수프〉가 점점 더 주목을 받게 된 것입니다.

처음에 소개한 것은 일본을 대표할 수 있는 분으로 〈야채수프〉를 시도하고 종래의 패턴에서는 죽음을 기다리고 있던 경우지만 기적이라고 말할 수 있을 정도로 완전히 회복된 사례입니다. 우선 이런 세 분에 대해 이야기를 하겠습니다.

1. 와타나베 미치오씨(전 부총리)의 부활

와타나베 미치오씨는 여러분이 알고 있듯이 자민당의 거물 대의원입니다. 정치적으로 공감하든 그렇지 않든 여러분의 신조에 따라 다르겠지만 총리대신 후보로서 일본 내에서 사람들이 인정하는 인물입니다.

이 와타나베씨는 1992년 5월에 돌연 입원했습니다. 당시에는 자민당의 미야자와 키이치 수상 시대로서 와타나베씨는 부총리로 다음 총리대신으로 유력시 되었습니다. 그러던 와중에 갑자기 입원한 것입니다.

격무에 시달리는 정치가로서 질병을 밝히는 것은 장래가 불안해져 아랫사람들조차도 곁에 있지 않게 되는 정치생명의 위기라고 해도 좋을 것입니다. 그러므로 정치가는 질병이 심하다는 것을 숨기는 것이 일반적인 관례입니다.

와타나베씨도 외부에는 공식적으로 알리지 않은 채 내장질환에 대해서는 일본 최고의 병원인 도쿄여자의대학병원에 입원하였습니다. 와타나베씨는 얼마간 입원한 후 일단 정치의 현장으로 복귀했습니다. 그러나 그 자세는 너무 약하고 얼굴도 그늘져 수척한 표정이었습니다.

그 후에도 입원, 퇴원을 반복하였습니다. 누구의 눈에도 너무나 좋지 않아서 걱정이 되는 모습이었습니다. 마침 수상의 뜻을 이룬지 반 년 만에 암으로 쓰러진 고인 아베 신타로우씨의 모습을 떠올리게 되었습니다.

그즈음입니다. 1993년의 여름부터 와타나베씨가 조금씩 건강을 회복하게 된 것입니다. 점점 목소리에 생기도 나고 발음도 또렷하고 정확하였습니다.

이렇게 되기까지는 가까운 지인으로부터 질병 치료에 특효인 〈야채수프〉를 소개 받고 매일 꾸준히 마셨다고 합니다. 그리고 점점 건강해졌습니다. 지금은 술도 담배도 한다고 합니다. 본인도 "이제 완전히 나았다."라고 주위에 말하고 있답니다.

그 일이 『주간현대』 1993년 10월 2일호에 이런 식으로 나왔습니다.
'몰라볼 정도로 건강해졌다. 무, 당근, 우엉을 넣은 특제 〈야채수프〉를 매일 먹고 있다며 본인은 "이제 완전히 나았다."라고 호언하고 있다.'
(와타나베 담당기자)

저와는 직접 만난 적은 없습니다만, 와타나베씨가 〈야채수프〉로 건강을 회복했다는 것은 정말로 다행입니다. 앞으로도 일본과 세계를 위해서 활발하게 활약해 주시기를 기원합니다. 덧붙여 말하면 와타나베씨가 회복한 모습을 보고 나가타지역(永田町)에서는 〈야채수프〉가 많은 정치가에게 확대되었습니다.

『월간 아사히』에 의하면 관방장관 타케무라 마사요시(武村正義)씨도 〈야채수프〉를 먹고 있다고 합니다. 그리고 타케무라씨는 '정말로 맛이 없어요. 하네다(羽田)씨도 먹고 있으며 호소가와(細川)씨에게도 권했다고 합니다.' 라고 하였다.

호소가와 수장을 비롯하여 연립정권의 주요각료 모두가 먹고 있다고 합니다. 바야흐로 일본 정치를 〈야채수프〉가 지탱하고 있다고 해도 과언이 아니겠지요.

2. 〈야채수프〉로 말기 선언을 받은 암이 불과 3개월에 소멸

"다테이시 선생님에게 생명을 구원받았습니다. 이런 감사한 마음은 구원을 받은 사람밖에는 알 수 없을 지도 모르겠습니다."

이런 식으로 말하는 것은 예전에 '시에~'나 'ㅇㅇㅇ의 마음' 등의 유행어를 탄생시킨 『천재 배가본』 등의 인기 만화가인 아가즈카 후지오(赤塚不二夫)씨의 전 부인이었던 에모리 토모꼬(江守登茂子)씨입니다.

그녀는 〈야채수프〉에 대해서 스스로 다음과 같은 이야기를 해 주었습니다.

나(에모리씨)는 이전에 맹장을 잘라낸 정도이며 그 후에는 건강 그 자체였습니다. 그런데 3~4년 전부터 갑자기 몸의 상태가 나빠졌습니다. 현기증과 미열 등의 통증, 거기에 갱년기 장애가 생긴 것입니다. 그것이 점점 악화되었습니다. 보행장애로 서있는 것조차 어려웠으며 말을 하는 것도 힘든 상태에까지 이르렀습니다. 자율신경실조증[1]이라고 생각했지만 이상하게도 대학병원에서 검사를 해도 '아무런 이상이 없습니다.'라고 말하는 것입니다. 통증이 점점 심해져 몇 번이나 검사를 해도

---

[1] 교감 신경과 부교감 신경 사이의 긴장도가 평형을 잃은 상태. 자율 신경이 그 기능을 잃음으로써 현기증, 발한, 설사, 구토, 성적 불능증 따위의 증상을 나타낸다.

이상이 없었습니다. 정말 이상하죠.

그래서 스스로 책을 읽고 공부를 했습니다. 그리고 지금은 그곳의 의사보다 더 잘 알지도 모르겠습니다. 건강법도 권하는 대로 시도했습니다. 알로에, 프로폴리스, 플렌, 건강차 따위였습니다. 그러나 전부 소용이 없었습니다. 나중에는 20만 엔이나 지불하고 무당에게 액막이[2] 행사까지 했습니다.

그러던 중에 1993년 5월 어느 날 밤중에 쓰러졌고 남편이 구급차를 불러 병원으로 옮겨졌습니다. 그때 소변이 아무리해도 나오질 않았으며 게다가 심장도 심하게 고통스러웠습니다. 소변은 그 병원에서 관을 이용해서 해결하였지만 그래도 검사에서는 이상이 없다는 것입니다. 그래서 입원하지도 않고 집으로 돌아왔습니다. 이렇게 고통스러운데도 불구하고 말이죠. 그즈음 병원에 불신감조차 생기게 되었습니다.

그런데 몸은 더욱 악화되고 오히려 이번에는 머리도 아파왔습니다. 그것은 정말로 무서웠어요. 제 뇌가 이상해져 가기 시작했습니다. 대학병원에서 정신과로 옮겨져 그때는 '과환기증후군[3]' 이라는 진단을 받

---

[2] 앞으로 닥칠 액운을 미리 막는 일
[3] 심리적인 원인이나 다른 질병에 의해서 호흡량이 과다하게 증가함으로써 체내의 이산화탄소가 지나치게 많이 빠져나가고, 혈액속의 정상적인 이산화탄소 농도보다도 낮아지게 되기 때문에 이로 인한 어지럼증이라든지, 팔다리의 감각이 이상해지는 등의 증상이 나타나게 되는 것입니다.

게 되었습니다. 여하튼 약을 받고 그것은 진정되었지만 몸 쪽의 이상은 계속 되었습니다.

그리고 6월에 〈야채수프〉가 좋다고 듣고 시도해 보았습니다. 그런데 나의 잘못된 방식으로 엄청나게 진하게 그것을 마신 것입니다. 칼슘제 같은 것도 함께 복용해서 그것이 심각한 결과를 불렀습니다. 바로 대하[4]가 나오게 되었고 짓물러 심각한 상태가 되어 버렸습니다.

그런 까닭으로 이번에는 산부인과에 가서 검사를 했더니 자궁경부암 초기로 제1기라는 진단을 받았습니다. 7월 27일의 일입니다. 충격이었죠.

재차 정밀 검사를 위해 간 다른 큰 병원에서도 진료를 받았습니다만 그 결과 놀랍게도 말기 직전으로 제4기. 잊을 수도 없는 8월 19일의 일이었습니다. 곧바로 수술을 권유받았습니다. 그러나 나는 이미 얼마 남지 않은 인생이라도 마음 편안하게 살고 싶다고 생각하여 바로 수술하는 것을 조금 주저했었습니다. 그건 이미 죽을 각오였습니다. 제4기였기 때문이죠.

남편도 얼마 남지 않은 인생이라면 1시간이라도 함께 있고 싶다고 직장에 사표를 내고 이태리 유학을 결정한 딸도 그것을 취소하였습니다.

전 남편 아가즈카씨의 현재의 부인이 여러 가지 걱정을 해 주었어요.

---

4) 여성의 질에서 나오는 흰색이나 누런색 또는 붉은색의 점액성 물질

다테이시 선생의 〈야채수프〉가 좋다고 말하는 것입니다. 그리고 다시 한 번 그때 마침 근처의 슈퍼에서 옛날 친구를 딱 마주쳤습니다. 거기에서 그녀의 친척으로부터 암으로 앞으로 남은 삶이 20일이라고 들었던 사람이 〈야채수프〉로 40일 만에 건강해져 소프트볼 시합에 나갈 정도로 되었다는 것을 들었습니다.

그래서 나도 수술하기 전에 여하튼 그 다테이시 선생님을 만나 뵙고 싶다고 생각했습니다. 마침 도쿄(東京)에 강연하러 와 있다는 사실을 알고 무리하게 부탁을 하였습니다. 8월 24일의 일입니다.

선생님은 손을 잠깐 본 것만으로 전부 알아냈습니다. 순식간에 9개의 병상을 말하는 것입니다. 뇌동맥경화, 백내장, 간에 생기가 없으며 십이지장궤양, 위궤양, 만성췌장염, 간 기능저하, 신장 기능저하, 자궁암입니다. 그러나 선생님은 "암 따위는 걱정마십시오."라고 말해 주었습니다.

그 날부터 〈야채수프〉와 소변을 먹기 시작하였습니다. 매일 아침 〈야채수프〉 150cc에 소변 30cc를 섞어서 마시고 재차 〈야채수프〉 600cc를 마셨습니다. 고기도 일절 먹지 않았고 첨가물도 섭취하지 않도록 하였습니다. 식사도 철저하게 자연식으로 바꿨습니다. 금속도 몸에 나쁘다고 해서 일절 하지 않았습니다. 손목시계에는 테이프를 붙여서 금속이 직접 피부에 닿지 않도록 하였던 것입니다.

바로 생리가 멈추었으며 식욕이 생겼습니다. 거무스름하던 피부도 깨끗해지고 불면증도 나았습니다. 믿을 수 없는 속도로 몸 상태가 좋아지는 걸 알 수 있었습니다. 지금까지의 통증이 순식간에 사라진 것입니다. 10kg 이상 줄었던 체중도 돌아왔습니다.

9월 17일 다테이시 선생님을 재차 만났습니다. 그 때는 암은 아직 없어지지 않았지만 아주 좋아졌다고 말하는 것입니다. 그리고 11월 22일에 다시 만나자 암은 깨끗하게 치유되었다고 하는 것입니다. 배를 절개하지 않고 〈야채수프〉를 먹었던 것이 좋았다고 말씀하셨습니다. 너무나 기뻐서 엉엉 울었습니다.

그즈음 조금 손발의 통증이 있었기 때문에 물어 보았더니 그것은 몸이 자라고 있기 때문이라고 말해 주는 것입니다. 이상하게도 신장도 1.5cm 자랐습니다. 이젠 완전히 본래의 건강한 몸으로 돌아 왔습니다.

3개월 만에 소변 먹는 것은 중단했지만 〈야채수프〉는 지금까지도 매일 아침저녁으로 200cc씩 마시고 있습니다.

식생활도 자연식으로 육류를 먹지 않는 것을 철저히 유지하고 있습니다. 고기가 맛있었다는 기억은 있지만 지금은 먹고 싶지도 않습니다. 나는 톤코츠(돼지육수)라면을 좋아해서 병에 걸렸을 때도 '나으면 톤코츠라면을 먹고 싶다.' 라고 소망하기 조차했지만 지금에 와서는 기분이 나빠져 먹을 수 없습니다.

다테이시 선생님은 생명의 은인이라기보다 신입니다. 세상에서 가장 인체를 잘 아는 사람이죠. 죽음의 공포에서 다시 살아난 사람의 마음을 아세요? 정말로 무서웠습니다.

눈으로 직접 목격했던 나의 가족도 지금은 모두 야채수프를 마시고 있습니다. 다리가 부어서 걷는 것도 힘들었던 할아버지도 건강해졌습니다. 28세의 딸은 15년 동안 지독한 생리통에 최근에는 유방염으로 괴로워했습니다만 그것도 완전히 좋아졌습니다.

남편은 건강법 따위 일체 믿지 않는 사람이었지만 다테이시 선생님이 신장결석을 발견하였고 〈야채수프〉로 지병이었던 구내염도 완전히 좋아졌습니다. 남편은 며칠 전에 식사하는 자리에서 깜빡하고 고기완자를 먹었는데 먹는 순간 몸 상태가 나빠졌습니다.

그런 이유로 우리는 철저하게 지키고 있습니다. 지인 중에는 아토피와 자궁근종이 좋아졌다는 사람도 있습니다. 여하튼 내 주위 사람은 모두 나의 기적을 보았기 때문에 〈야채수프〉를 복용하는 사람이 많았습니다. 그들 모두 효과가 나타나고 있습니다. 나도 생명을 구해준 은혜에 보답하는 마음으로 모두에게 권하고 있습니다. 길에서 만나는 택시 기사에게까지 권유하고 있습니다.

3. 프로야구 감독 부인의 백혈병이 1개월 만에 완쾌했다

다음의 이야기는 〈야채수프〉와 다테이시씨의 행동에 대해 상세하게 알고 있는 어느 분의 이야기로서 '〈야채수프〉연구회'가 구성했습니다. 다테이시씨는 환자의 프라이버시를 각별히 중요하게 생각하시기 때문에 이런 유명인사의 에피소드를 자신이 이야기 한 것은 아닙니다. 단지 〈야채수프〉의 훌륭함을 널리 알리기 위해서 특별히 부탁하여 소개하게 된 것입니다.

1991년 11월말 고향의 어느 기업인으로부터 이런 이야기가 다테이시씨가 있는 곳에 들려오게 되었습니다.

　'실은 어느 프로야구 인기 감독이 임기 도중에 교체됐다. 성적부진이 원인이 되었다고 하지만 실제로는 부인이 백혈병에 걸려 그 간병을 하고 싶다는 것이 진정한 이유였다고 한다. 선생님은 기적적인 건강법의 노하우를 가지고 계시니 부인을 봐 주시지 않겠습니까?'

　다테이시씨는 바로 기업인과 함께 그 프로야구감독 부인의 병문안을 갔습니다.

　부인이 백혈병으로 입원한 병원의 의사는 '앞으로 6개월입니다' 라고 선고했다고 합니다.

　부인의 모습은 항암제와 코발트치료 등 때문인지 머리카락도 빠지고 무엇보다도 풍만하고 건강했던 몸이 무척 야위어 체중이 35kg밖에 되지 않는다고 했습니다.

　그러나 다테이시씨는 "〈야채수프〉를 먹으면 나을 수 있어요."라고 말하고 백혈병 치유 〈야채수프〉 건강법을 가르쳐 주었다고 합니다.

　부인은 〈야채수프〉를 마시기 시작했습니다.

　그리고 1개월 후인 연말에 정기 백혈병검사를 했던 것입니다. 그랬더니 어찌된 일인지 혈액의 상태가 정상치로 좋아졌습니다.

　불과 1개월 만으로 백혈병이 치료된 것입니다.

　그것은 기적이라고 말할 수밖에 없습니다.

　부인의 죽음을 기정사실화 했던 의사는 고개를 갸웃거릴 뿐입니다.

여하튼 완쾌되었기 때문에 퇴원하게 되었고 자택에서 밝은 새해를 맞이할 수 있었으며 현재에도 건강하게 남편 옆에서 조언자로서 활약하고 있다고 합니다.

더욱 〈야채수프〉의 힘을 보여주는 사례라고 할 수 있습니다.

Contents

저자 머리말 4

프롤로그
'기적의 〈야채수프〉'로의 초대 10

Part 1 경이로운 〈야채수프〉의 효과

1장 〈야채수프〉의 비밀이 밝혀지다
현대인의 생활환경은 위험이 가득하다 28
질병에 압도적으로 직면한 '여성들의 세계' 30
현대의 식품환경은 이미 '적신호'가 켜져 있다 33
질병에 걸리는 것보다 예방이 우선이다 37
〈야채수프〉는 체세포의 활동을 활발하게 한다 39
성인병 등의 질병이 최근 급증하고 있다 40
일찍 죽기 위한 특별 계획 42
〈야채수프〉+소변 = 에이즈 '특효약' 45
채소가 가르쳐 준 신비 47
인체의 3가지 기본밸런스를 살려주는 〈야채수프〉 51
〈야채수프〉는 체세포를 되살린다 54
〈야채수프〉를 먹으면 나타나는 신체변화에 주의가 필요하다 56
〈야채수프〉를 만드는 방법 57
〈야채수프〉 복용에 의해 발생되는 일시적인 신체반응(호전반응) 60
현미차, '기침약', '조혈식', '변비약' 만드는 방법 62

2장 역시 오류투성이인 현대의학 상식
치료란 무엇인가 68
발열을 무리하게 막으면 안 된다 70
방사선을 이용하는 치료와 검사는 백해무익하다 73
방사능의 최대 허용량은 어느 정도인가 74
자석매트, 저주파, 전기치료 등은 위험하다 76
'건강식품'이라는 이름의 불량 건강식품 78
우유와 육류식품은 섭취해서는 안 된다 80
주스와 드링크제의 '독' 82
비타민 E, C의 과다 섭취는 위험 83
칼슘, 철분, 마그네슘의 과잉섭취는 극히 위험하다 83
영양학은 오류투성이 84
너무나 무서운 약의 부작용 87

3장 '죽음의 늪에서의 생환'한 2,500명의 증언
'생존 가능성 0.5%'에서 부활하다 91
〈야채수프〉의 훌륭한 효과에 놀랐습니다 94
〈야채수프〉는 단순한 건강법이 아닌 명백한 약이예요 98
술을 먹어도 숙취가 없어졌어요 101
쿠로야나기 테츠꼬(黑柳徹子),
　　타카마도 노미야히(高円宮妃) 폐하에게도 권했습니다 103
제 방식대로 계속 해보겠습니다 106
지금은 건강에 자신을 가질 수 있게 되었습니다 108
인터페론을 중단하고 〈야채수프〉만으로
　　C형 감염이 2개월 만에 나았다 110
〈야채수프〉 덕분에 항암제 부작용도 가볍게 해결되었다 111
폐암이었던 시누이가 갑자기 회복되었다 112

뇌경색이 〈야채수프〉와 소변요법으로 3주 만에 사라졌다 114
간종양이 된 간경변이 〈야채수프〉로 없어졌다 116
간호사이면서도 현대의료에 불신감을 가지고 있던 내가
　〈야채수프〉로 놀라울 정도로 몸이 좋아졌다 116
간암에 걸린 어머니가 〈야채수프〉로 건강을 찾았다 117
〈야채수프〉로 혈소판이 증가하고
　암수술을 한 어머니도 건강을 찾았다 118
〈야채수프〉와 현미차로 인공항문을 피할 수 있었습니다 119
〈야채수프〉를 조금만 빨리 알았더라면 120
간장암이 완치되자 의사도 고개를 갸웃할 뿐 121
파킨슨병이었던 시아버지가 희망을 가지게 되었습니다 123
오랫동안 계속됐던 불쾌감이 없어지고
　밤에도 편안하게 숙면을 취할 수 있게 되었다 124
〈야채수프〉를 먹고 종양 마커의 수치가 좋아졌다 125
C형 감염이 〈야채수프〉 덕분에 5개월 만에 완치되었다 126

Part 2 질병별 〈야채수프〉 먹는 방법

4장 암을 순식간에 퇴치시킨다
암은 왜 생기는 걸까 128
암에 대한 건강법 132
유방암과 자궁암 133
암수술은 원칙적으로는 하지 않는 것 134
코발트 60의 방사선 치료는 남은 생명을 단축한다 136
항암제는 위험하다 138
면역이나 항체라는 말을 남용하는 의사와 건강식품에 주의하라 138
백혈병과 근육무력증에도 〈야채수프〉는 특효약적으로 효과가 있다 139

소변요법과 〈야채수프〉를 병용하면 암이 급격히 소멸된다 141
에이즈에 대한 건강법 142
콧수염이 암의 원인이 된다 144

5장 노인성 치매를 극복한다

치매에 걸리는 원인 145
육류와 유제품이 치매를 만든다 149
화학합성물질에 의해서 치매가 발생하고 있다 150
〈야채수프〉와 환자에 대한 배려가 치매를 치료한다 151
냉난방이 치매를 증가시킨다 152
여성의 치매와 유방암이 증가한 원인은 귀금속 장신구의 탓 153
뇌 장애의 회복에 〈야채수프〉가 최적 157

6장 〈야채수프〉로 내장질환과 비뇨기질환을 고친다

당뇨병의 건강법과 예방하는 방법 161
운동과 호르몬의 분비 164
신장병과 네프로제증후군의 건강법 166
신장 기능을 회복하는 끓인 즙 만드는 방법 167
신장결석, 담낭결석, 방광결석, 요로결석을 잡는 방법 169
담석의 통증을 멈추게 하는 방법 170

7장 무릎관절염과 류머티즘의 통증을 제거한다

무릎관절염(증)의 구조와 건강법 171
류머티즘의 건강법 173
요통을 치료하는 운동 174
여성 보디슈트와 거들의 위험성 176
오십견을 치료하는 운동 177

8장 피부·기관지를 강하게 만드는 〈야채수프〉

아토피 피부병과 신장 기능에는 깊은 관련성이 있다 179
아토피성 피부염의 식사상 주의점 181
기저귀의 교환과 욕창 182
천식을 고치는 건강법 184
〈야채수프〉는 두피를 재생시켜 대머리도 치료한다 189

9장 〈야채수프〉를 복용할 때의 기간과 주의할 내용

질병이 치유되는 치유일수에 대한 기준 194
〈야채수프〉와 예방의화학의 건강법에 대한 주의 196

Part 3 알고 싶은 〈야채수프〉의 정보

10장 〈야채수프〉의 Q&A

개발자 스스로가 대답하는 22가지 키포인트 202

부록

❶ 명현현상이란 무엇인가 214
❷ 명현반응 사례 222
❸ 성공사례 236

에필로그 251

옮긴이 글 254

Part 1 경이로운 〈야채수프〉의 효과

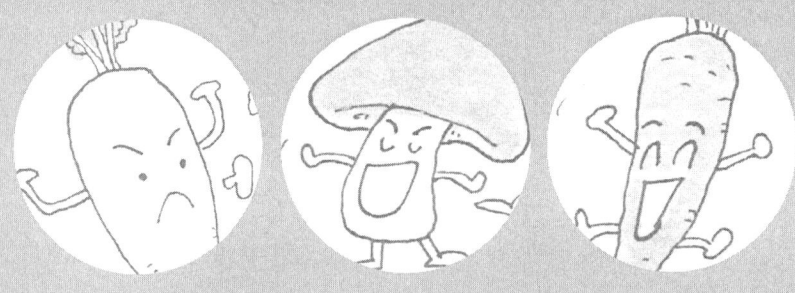

체세포는 인간을 구성하고 있는 가장 중요한 것으로, 나이를 먹음에 따라서 차츰 재생이 어렵게 되어 노화현상이 시작됩니다. 〈야채수프〉는 이러한 메커니즘에 관여하는 것입니다. 결국 체세포에 노화현상이 일어나지 않도록 재생능력을 활성화시키는 것입니다.

Part 1 | 경이로운 〈야채수프〉의 효과

1장
〈야채수프〉의 비밀이 밝혀지다

현대인의 생활환경은 위험이 가득하다

프롤로그의 3가지 사례에서도 당신은 〈야채수프〉의 기적을 내용으로 확인할 수 있었습니다.

그렇다면 "과연 이 기적은 무엇 때문에 일어났던 것인가?"를 묻지 않을 수 없을 것입니다. 여기서는 이 '〈야채수프〉의 비밀'을 말하려고 합니다만 그전에 우선 묻고 싶은 것이 있습니다.

그것은 의료를 포함한 현재 우리의 생활환경은 많은 위험이 가득하며 또한 그 관계가 스스로 원하는 질병으로 되려고 한다는 것입니다.

예를 들면 치질이라는 병이 있습니다. 지금은 입원 즉시 수술이 대부분입니다만 이러한 것은 나에게는 '병'이라고 조차 말할 수 없습니다. 우선 매일 목욕하고 난 후에는 항문에 핸드크림을 잘 발라주면 치질은 거의 생기지 않습니다.

즉, 항문은 축축하게 젖어있는 것 같지만 실제로는 아주 건조하기 쉽고 피부가 상하기 쉽습니다. 그리고 인간의 몸인 피부를 보호하고 있는 것은 지방인 것입니다. 그것을 깨끗하게 씻고 건조시키면 오히려 대장균이 침입하거나 해서 치질이 생깁니다.

특히 동양인의 경우에는 장이 길어서 치질이 상당히 많기 때문에 이러한 것에 주의를 기울여서 매일 목욕 후 반드시 손질해야만 합니다. 생각하면 혼자서 간단하게 할 수 있는 일이 아닐까요?

다음은 액세서리입니다. 지금까지 그다지 언급한 적이 없었지만 액세서리라고 하는 것은 실제로는 아주 위험합니다. 예를 들면 박쥐의 귀에 무게가 0.3캐럿[5]인 작은 장신구나 귀걸이를 부착해 보았습니다. 그러자 털썩하고 쓰러져 일어나지도 못하는 것입니다. 뱀도 같은 모양이었습니다. 장신구 등을 부착하자 전혀 움직이질 못하는 것입니다. 하나의 막대기처럼 되어 데굴데굴 굴러가는 것입니다. 그 정도로 무섭습니다.

왜 그렇게 되는지 설명하자면 인간도 그렇습니다만 동물의 몸을 조절하고 있는 것은 신경을 전달하고 머리에서 명령을 받는 저주파의 전기입니다. 그것이 각 신경을 걸쳐서 피부에까지 명령을 전달하고 있기 때문에 장신구나 귀걸이 등을 부착하고 있으면 접지가 되어 명령이 튕겨 버리는 것입니다. 목에서 밑으로 전혀 전달되지 않는 것입니다.

여성은 이러한 것에 의해 특히 자궁근종이나 유방암이 아주 많아졌

---

[5] 1캐럿 = 0.2g

습니다. 폴립종양이 자주 생기게 된 것입니다. 이러한 일은 전부, 음식도 마찬가지지만 요약하면 여러분의 일상생활에 불필요한 것을 착용하는 등 바람직하게 대응하지 않았기 때문에 일어난 것입니다.

액세서리에 대해서 하나 더 말하면 인간은 25세를 넘으면 뇌세포가 하루에 10만개씩 감소해 가는데, 액세서리를 착용하면 뇌에서 보내는 전파가 방전되어 사라지므로, 뇌는 하루 종일 명령을 내리지 않을 수 없게 됩니다. 그렇게 되면 뇌세포는 평상시보다 3배의 양이 줄어들게 됩니다. 즉 25세를 넘으면 30만개가 감소하는 셈입니다. 이때부터 발생하는 것이 치매이며 그리고 시력장애와 청각장애가 생기게 됩니다.

따라서 장신구나 귀걸이를 하고 있는 사람 모두가 시력장애, 청각장애가 온다고 해고 과언이 아닙니다. 좌우의 시력이 달라지는 것부터 시작하여 난시가 생기게 됩니다. 또한 귀는 거의 저음이 들리지 않게 됩니다. 지금은 젊은 사람도 '난청'이라는 상태가 발생하고 있습니다. 이러한 사람은 반드시 귀를 앞으로 내밀게 됩니다. 전화 통화하는 모습을 보면 이러한 저음의 소리가 들리지 않는 것과 동시에 치매가 시작되고 있음을 느낄 수 있습니다. 너무나 잊어버리는 물건이 많은 사람 등은 여기에서 원인이 발생하게 된 것입니다.

질병에 압도적으로 직면한 '여성들의 세계'

여성분들에게 고충이 많습니다만 하이힐도 문제입니다. 가령 뒤꿈치가 1cm 이상이라고 한다면 혈압이 10mmHg 정도 오를 것입니다.

뒷굽이 5㎝ 정도 높아지면 이미 50mmHg 상승하게 되기 때문에 신을 벗는 순간 급격하게 혈압이 떨어지며 저혈압상태처럼 어지러움이 나타납니다.

뒤꿈치를 높게 하는 것은 아주 위험한 일입니다. 따라서 될 수 있으면 힐이 없는 것을 신는 것이 그 자체로 '건강의 비결'이 되는 것입니다.

미국의 여성들은 그것을 잘 알고 있습니다. 그들은 대개 하이힐을 신지 않습니다. 일상생활에서는 역시 힐이 없는 것을 신습니다. 요즘 시대는 일상적으로 하이힐을 신고 있으면 웃음거리가 될 정도입니다. 미국 여성의 경우 하이힐은 특별한 장소에 필요한 경우에는 가방에 넣어 가지고 갑니다.

"현대인의 생활환경은 위험이 가득하다"고 했습니다만 그 중에서도 여성들에게는 특히 배려가 필요합니다. 젊은 어머니들에게 흔히 볼 수 있지만 딸에게는 액세서리를 절대 하지 못하게 하세요. 장신구나 귀걸이를 했던 2살의 여자아이가 자궁을 들어내지 않을 수 없었던 사례도 있습니다.

한편, 남성중에도 장신구나 귀걸이를 하고 있는 사람이 있는데 그 사람은 정말로 보기 좋게 정력이 아주 없어져 버린 사례도 있습니다. 동물실험에서도 확인되었듯이 정말로 '수컷'으로서 쓸모가 없게 됩니다. 다른 동물과 어울리지 못하고 구석에 웅크리고 있는 쓸모없는 신세가 되었습니다. 그러므로 절대로 이러한 것을 몸에 착용하지 않도록 합시다.

액세서리라고 하지만 중요한 것은 금속물질을 절대로 몸에 닿지 않게 하는 것 입니다. 시곗줄 등도 그렇습니다. 참고로 말씀드리면 제 시 곗줄은 980엔짜리 합성가죽입니다. 이것이 가장 좋습니다.

여성들의 건강세계를 위해서는 보디슈트나 거들에도 주의를 기울입시다. 인간의 허리 신경은 일종의 중계타워인데 이것을 거들이 졸라매고 부수고 있습니다.

그렇게 하면 그 타워에는 대퇴부나 무릎의 관절 주변의 안쪽 근육(이것은 인간이 앉거나 서거나 걸을 때에 인간의 몸을 지탱해 주는 근육입니다)을 움직이는 전달회로가 있지만 그것이 망가져 버립니다.

그러면 근육이 움직이지 않게 됩니다. 이렇게 되면 인간의 몸은 어떻게 되느냐 하면 뼈에 무리가 오고 빠르게 감소해 갑니다. 그리고 정형외과 등에 가면 가장 잘 알 수 있겠지만 무릎 관절염이라는 것은 거의 여성만이 걸리는 병입니다. 남성의 경우에는 부상으로 걸리는 경우가 많고 대부분 여성이 90%를 넘습니다.

이러한 것을 보아도 거들로 몸을 조이기 때문에 무릎 근육의 신경을 망가뜨리고 있다는 것을 알 수 있습니다. 무릎관절염의 원인은 바로 이것입니다.

앞에서 말했듯이 신경은 저주파전기의 전달에 따르는데 거들 등은 말초신경[6]을 마비시킵니다. 그리고 신경이 마비되면 자신 스스로 움직일 의사가 전혀 없어져 버려 근육이 굳어지고 그 다음은 관절이 굳어집니다. 이런 이유로 근육의 움직임이 완전히 멈추고 허리와 다리, 손이 굽어져 가는 것입니다.

다리를 절뚝거리며 정형외과 등을 다니는 여성의 발가락을 보면 예외 없이 전부 굽어져 있습니다. 그래도 양말을 신고 있을 때는 저주파의 전기를 유지할 수 있어 좋지만 벗어서 맨발이 된 순간 방바닥 위에서 주저앉게 됩니다. 발가락에 전혀 신경이 없기 때문입니다.

이런 무서운 일이 일어나고 있습니다. 이러한 것에 지금부터 주의를 기울이고 특히 자녀들에게는 절대 액세서리를 착용하지 않도록 하세요.

현대의 식품환경은 이미 '적신호'가 켜져 있다

현대인의 생활환경에는 음식도 위험이 가득합니다. 예를 들어 요구르트를 봅시다. 동물실험을 해 보았는데 생쥐에게 요구르트를 계속해서 먹이자 상태가 너무나도 이상해지는 것입니다. 이상하다고 생각해서 조사해봤더니 눈이 보이지 않게 된 것입니다. 전부 백내장이 되었습니다. 인간에 있어서는 최근 아이들에게도 백내장이 증가하고 있습니다. 아무래도 요구르트 탓인 것 같습니다.

그러나 놀라운 것은 어떤 관계자로부터 이 생쥐 실험에 대해서 공표

---

6) 중추신경(뇌, 척수)에서 나와 온몸에 걸쳐 퍼져 있는 신경을 말초신경이라고 한다. 사람의 경우 뇌로부터 12쌍의 뇌신경, 척수로부터 31쌍의 척수신경이라고 하는 말초신경의 가지가 나와 있다. 보통 신경이라고 하는 것은 말초신경을 말하며, 자극을 중추신경에 전하는 지각신경과 중추로부터의 명령을 몸의 각 부분에 전하는 운동신경이 있다.

하지 말라는 말을 들었습니다. 최근 이것에 대해 의학 잡지 등에 보고가 나오고 있습니다.

지금은 유감스럽지만 메커니즘이나 인과관계는 분명하지 않지만 어차피 여기에서도 현재의 식품환경을 엿볼 수 있을 것입니다.

가장 일반적인 것으로 말하자면 소, 돼지고기 등을 들 수 있습니다. 최근 농산물 자유화와 맞물려서인지 고기를 자주 먹는 사람이 상당히 많아졌습니다. 이런 상황 속에서 제가 있는 곳에 입이 벌어진 채 다물어지지 않는 환자가 자주 상담하러 옵니다. 입이 마비되어 되돌아오지 않습니다. 또한 손발이 너무나 저려 어찌할 줄을 모르겠다고 호소를 했습니다.

실제로 이것들은 고기 속의 균에 의한 디스토니아(dystonia)7)라는 뇌장애 탓입니다. 최근 정말로 많아졌습니다.

병원에서 입을 벌린 채 젊은 사람이 드러누워 있습니다. 그것도 반년이나 입을 벌린 채 다물지 못하는 사람이 현저하게 많습니다.

이러한 것도 여러분의 일상생활에서 대응책이 필요합니다. 주의해서 살펴보면 과다한 육류섭취가 아닌 예로부터의 식생활을 재발견해야 합니다. 어패류 그리고 채소나 쌀에서 칼슘이든 뭐든 섭취하도록

---

7) 디스토니아(dystonia) : 후천적으로 뇌에 산소가 공급되지 않아 뇌가 손상된 경우로 병명이라기보다는 나타나는 증상에 이름 붙여진 것입니다. 뇌의 운동부위쪽이 손상이 되어서 명령이 전달되지 않고 있습니다.

하세요.

'우유에는 많은 칼슘이 있다.'라고 알려져 있습니다만 이 칼슘은 앞에서 기술한 이유 때문에라도 무서운 것입니다. 그것보다는 예로부터 된장국에는 우유의 약 3배의 칼슘이 있다는 것을 알아주시기 바랍니다. 지금 된장국을 마시라고 권해도 좀처럼 받아들이지 않습니다. 그렇지만 이 된장국에는 정말로 양질의 최고라고 할 수 있는 칼슘이 포함되어 있습니다.

또, '작은 생선을 먹으면 칼슘을 섭취할 수 있다.'라는 사람이 있습니다만 실제로는 작은 생선도 참치회도 칼슘의 양은 같습니다. '뼈를 먹으면 칼슘을 섭취할 수 있다.'고 생각하는 사람이 상당히 많은데서 온 것이겠지요. 그러나 인간의 몸에서도 뼈의 세포와 같은 수만큼의 체세포 속에도 살에도 칼슘은 들어있습니다. 그러므로 뼈만 먹어야 하는 것은 아닙니다. 살을 먹어도 같습니다.

극단적으로 말하면 아침, 점심, 저녁으로 된장국을 먹고 쌀로 밥을 지어먹고 그리고 채소나 해초 등을 균형 있게 먹으면 어느 누구라도 병에 걸리지 않습니다.

그리고 칼슘을 몸에 풍부하게 하려면 우선 걸어야 합니다. 그 외에는 칼슘은 인간의 몸에서 절대로 생기지 않기 때문입니다. 외부에서 들어온 칼슘은 그만큼 나갑니다.

그러므로 예를 들면 NASA 등에서는 우주비행사가 지구로 돌아오면 무엇을 하는가 하면 아침부터 모여서 조깅을 합니다. 편하게 칼슘제를 주지는 하지 않습니다. 왜냐하면 무중력 상태에 있던 사람들에게 칼슘제를 복용시키면 죽을 수도 있기 때문입니다.

칼슘은 충분히 섭취해도 그 만큼 전부 배출됩니다.

그만큼 위험합니다.

따라서 칼슘이 필요하면 우선 달리라고 저는 권합니다. 조깅이 싫으면 걷기라도 하십시오. 이렇게 사람은 매일 1시간 정도는 몸을 움직이지 않으면 안 됩니다.

제가 예전에 독일에 체류할 때 취재요청을 받고 "10년이 지나면 일본은 망할 것이다."라고 말했습니다. 왜냐하면 칼슘부족으로 일본인은 다리를 점점 못 쓰게 될 것이라는 경고를 하기 위해서였습니다.

해외를 순방하고 와서 일본은 세계에서 가장 교통이 편리해서 좋다고 생각했습니다. 그것이 너무 지나쳐 〈Door To Door〉로 현관 앞에서 아주 가까운 곳까지도 택시를 이용합니다. 독일에는 '3km 이내를 택시에게 태워달라고 하면 유치장에 간다.' 라는 농담이 있을 정도입니다. 신체장애자나 환자가 아닌 이상에는 3km 이내는 걸어 다니는 것이 상식화되어 있기 때문입니다.

유럽의 나라들은 이렇게 하고 있음에도 불구하고 일본은 교통기관이 1분만 늦어도 소동이 일어납니다. 실제로 이런 나라는 세계 어느 곳에도 없습니다.

우리 일본인은 편리함을 추구하려고 하는 동안에 시간에 쫓기게 되었어요. 편리함과 건강이 연결되지 않는 이유입니다. 더욱이 시간의 절박

함과 건강은 관계가 없습니다. 우리들은 보다 여유를 가져야만 합니다.

그러기 위해서도 쌀로 밥을 지어 먹어야 합니다. 최근에는 빵을 먹는 게 일반적입니다만 건강 면에서는 그다지 권장할 수 없습니다. 왜냐하면 과도하게 빵을 먹는 것은 머릿속에 산소결핍 상태를 일으킬 수 있기 때문입니다.

일상생활에서 중요한 것은 결국 걷는 것과 균형 있는 식사를 하는 것으로 그리 어려운 일은 아닙니다. 그리고 이것이 장수의 비결이기도 합니다.

질병에 걸리는 것보다는 예방이 우선이다

"〈야채수프〉의 비밀을 밝히자"고 하면서 좀처럼 그것을 이해하지 못해서 애태우고 있는 분이 있을 지도 모르겠습니다만 하나 더 이야기를 해드리겠습니다. 요즘 남성중에 머리카락이 아주 적은 분들이 늘고 있습니다. 그리고 이 원인이 실제로는 샴푸에 있습니다.

게다가 많은 남성의 경우 샴푸를 머리에 직접 바르기 때문이라면 얼마나 놀랄까요? 반면에 여성은 손에 덜어서 머리끝에서 위쪽으로 사용합니다. 그것은 단지 머리카락이 길기 때문인데 그로인해 여성의 대머리가 없다는 것과 관련이 있습니다.

샴푸를 직접 머리에 바르는 것은 샴푸액이 닿는 순간 두피를 태우기 때문입니다. 두피가 활활 타게 되고 머리카락이 점점 빠지게 됩니다.

더욱이 이러한 사용방법으로 앞으로 20년쯤 후에는 눈이 보이지 않는 사람이 상당히 많아질 것이라는 걱정도 있습니다. 그것은 샴푸가 눈에 들어가면 전부 산화되어 결막염을 일으키기 때문입니다. 따라서 실명하는 사람이 많아질 것이라고 예상할 수 있는 이유입니다.

지금까지 이야기한 것을 요약하면, 우리의 현재 생활환경이 위험에 가득 차 있다는 것과 그것을 대처하는 방법은 간단하고 누구나 할 수 있다는 것입니다. 샴푸도 그 전형적인 예로 들 수 있습니다.

제가 주도하고 있는 예방의화학에서는 이름 그대로 치료방법 보다도 결국은 인간의 몸이 질병에 걸리지 않게 하기 위해 어떤 주의를 기울여야 하는가를 중요하게 다루고 있습니다. 〈야채수프〉도 그 일환으로서 있는 것입니다.

또한 말씀드리고 싶은 것은 현대의학을 비롯해서 지금의 문명을 맹신해서는 안 된다는 것입니다. 바른 '상식'을 활용해야 합니다. 저는 모든 것을 과학적으로 분석, 연구하고 실험을 반복하여 하나하나 증명해 가고 있습니다.

그러므로 샴푸에 눈이 가게 되었고 〈야채수프〉가 탄생하게 된 것입니다. 여러분의 머리카락이 걱정된다면 고형 비누를 손으로 문질러서 거품을 내어 머리카락을 깨끗이 감은 다음에 〈야채수프〉를 마셔 보세요. 그렇게 하여 머리카락이 다시 나오게 된 사람이 다수 나오고 있습니다.

외국에서는 행정규제로 샴푸 등 합성세제를 호수나 강 등의 환경을 오염시키지 않도록, 그리고 인체에 영향을 주지 않도록 철저하게 감시

하고 있습니다. 이러한 것에 무관심하고 제멋대로 방치하고 있는 것은 선진국 중에 우리나라뿐입니다.

다시 말하면 이것이야말로 스스로 주의를 기울이고 스스로 '대비' 하지 않으면 안 됩니다.

〈야채수프〉는 체세포의 활동을 활발하게 한다

〈야채수프〉에 관해서 이야기를 할까요? 이것도 병에 걸리지 않는 것을 포함한 스스로의 예방책이라고 말할 수 있겠습니다.

체세포는 인간을 구성하고 있는 가장 중요한 것으로, 나이를 먹음에 따라서 차츰 재생이 어렵게 되어 노화현상이 시작됩니다. 〈야채수프〉는 이러한 메커니즘에 관여하는 것입니다. 결국 체세포에 노화현상이 일어나지 않도록 재생능력을 활성화시키는 것입니다. 그러기 위해서는 우선 인간의 두뇌를 움직이게 하지 않으면 안 됩니다.

왜냐하면 인간의 체세포 단계까지 전신을 조정하는 기관이 뇌이기 때문입니다. 그런데 뇌의 구성요소를 분석해 보면 인(燐), 칼슘 등이 높은 비율을 차지하고 있습니다. 따라서 〈야채수프〉는 인이나 칼슘을 풍부하게 함유시켜 만들고 있습니다. 이것을 복용하면 인간의 체세포 속에 콜라겐의 움직임을 3배로 증가시킵니다. 이렇게 체세포가 성장을 시작하면서 노화를 늦춥니다. 덧붙여 말하면 제가 65세로 일반적으로 허리가 구부러지는 나이지만 지금도 아주 건강합니다.

물론 몇 십 년 전부터 육류고기는 한 점도 입에 대지 않았으며 밥과

채소, 해초, 어패류만 섭취했을 뿐입니다. 그것만으로도 충분히 몸을 유지할 수 있으며 밤낮으로 일요일, 공휴일도 없이 매일 일을 하고 있습니다. 강연 회장에서 다른 회장으로 이동하면서도 밤에는 스스로 운전해서 갑니다. 그만큼 체력에 자신이 있습니다.

제 자신조차 그렇기 때문에 정말로 여러분이 〈야채수프〉를 마시고 평소 식생활에 주의를 한다면 질병에 걸리지 않을 것입니다. 최근 수년 동안 저는 감기에 한 번도 걸리지 않았습니다.

성인병 등의 질병이 최근 급증하고 있다

현대의 적신호에 놓인 생활환경 아래에서 주의를 기울이지 않는다면 '질병'에 걸리는 것입니다. 실제로 최근에 전립선비대증[8]이 상당히 많아졌습니다. 덧붙여 말하면 이러한 사람은 〈야채수프〉를 하루에 0.6ℓ 정도 적어도 8개월을 계속해서 복용해 주세요. 〈야채수프〉를 마신 그 다음날부터 변화가 있습니다.

다음으로는 당뇨병이 증가하고 있습니다. 당뇨병 환자의 경우에는 현미차를 만들어서 이것을 점심에 마시고 아침저녁에는 〈야채수프〉를 음용합니다. 현미차는 하루에 0.6ℓ 정도 마시며 〈야채수프〉는 아침저

---

8) 전립선이 병적으로 비대한 상태. 고령의 남자에게 많으며 전립선암과 함께 일어나는 수도 있다. 빈뇨, 배뇨 곤란, 식욕 부진 따위의 증상이 나타나며 불완전 요폐(尿閉)로 진행하여 요독증, 요성 패혈증에 이르게 된다.

녁으로 합계 400cc 정도를 마십니다. 이것으로 당뇨병은 깨끗하게 낫게 됩니다. 당뇨와는 전혀 관계가 없어지는 것입니다.

그 밖에 췌장, 만성췌장염 환자가 현저하게 늘었습니다. 이것은 췌장암으로 진전되는 경우가 많고 조기에 해결하지 않으면 안 되며 대응책은 우선 걷는 것입니다. 속는 셈치고 〈야채수프〉를 하루에 0.6ℓ 이상 마시고 걸어 보십시오.

그러면 비록 췌장암이라고 해도 단 3개월 이면 간단하게 치유할 수 있습니다. 대개 1개월만으로 췌장이 깨끗해지고, 그 후 두 달이면 완전히 회복하여 더 이상 몸은 걱정할 필요가 없습니다.

'신경 쓰지 않아야 하는 병'이 있습니다. 고혈압, 저혈압, 그리고 앞서 말한 당뇨병으로 이것은 3대 게으른 병입니다. 밥 먹고, 자고, 움직이지 않고, 걷지 않아서 발생하는 것입니다. 그것을 '벌 받아 마땅한 병'이라고 말합니다. 그러므로 걷거나 움직이는 것이 중요합니다.

최근의 인구동태에서는 여성이 남성보다 10년 정도 오래 산다고 합니다. 어째서 여성이 더 오래 사는가를 여러분은 차분하게 생각해 본적이 있습니까?

이것도 분명하고 간단합니다. 여성은 식사 후 뒷정리(설거지)를 합니다. 그것으로 자연스럽게 몸을 움직이고 있는 것입니다. 거의 모든 남성은 먹으면 소처럼 움직이지 않습니다. 이것 때문에 섭취한 칼로리를 소화시킬 수 없습니다. 콜레스테롤이나 중성지방이 축적되고, 뇌의 혈액순환도 나빠지게 됩니다. 결과는 빨리 죽는 것입니다.

지금은 민주주의로 남녀평등의 세상입니다. 남자나 여자를 구분할 필요가 없습니다. 식사가 끝나면 바로 부엌에서 움직여 보세요. 옛날처럼 권위적인 남편들의 말로(末路)는 오직 어둠뿐입니다.

말로(末路)의 증세는 눈부터 온다고 할 수는 없지만 앞에서 기술했듯이 시력장애도 증가하고 있습니다. 그 중에서 녹내장과 백내장 환자에게 〈야채수프〉 0.6ℓ 이상을 10개월 이상 착실히 마시도록 하세요. 눈에도 큰 효과를 발휘합니다. 1년을 마시면 시력이 20년 전으로 돌아간다고 생각해도 좋습니다. 흔히 '백내장과 녹내장에 걸리면 수술이외는 이미 안 된다.' 라는 사람도 있지만 결코 그렇지 않습니다.

일찍 죽기 위한 특별 계획

효능이 높은 〈야채수프〉이지만 본래 치료하려는 것이 아닌 예방을 위한 것이니 만큼 반대로 병을 불러들이는 것 같은 일을 해서는 효과도 반감됩니다.

현재 생활환경의 위험이 잘못된 식생활에 원인이 있으며, 올바르지 못한 식생활에 무관심한 사람은 빨리 죽고 싶다고 말하는 것밖에 되지 않습니다. 오히려 빨리 죽고 싶다면 우선 동물의 간을 먹고, 자석 매트를 깔고 자면 됩니다. 특히 관동맥협착증9) 환자 등은 간을 먹으면 이거야말로 죽을 수도 있습니다. 당장 죽지는 않는다 해도 계속해서 먹는다면 아마 일주일도 되지 않는 사이에 몸이 망가지게 됩니다. 포유동물의 혈액은 인간의 몸에 들어가면 알레르기를 일으키거나 혈관 속을 소용돌이치며 돌아다닙니다. 그 때문에 심장, 특히 동맥이 위축되기 시작합니다.

또한 육류고기에는 그 속에 들어있는 균에 의한 뇌장애(디스토니아)를 꽤 자주 볼 수 있습니다. 육류고기를 먹는 게 전혀 좋을 게 없다고 해도 지나치지 않습니다.

더욱이 식용육류고기 속에는 상품화를 위한 항생물질이 40종류 이상이나 들어있습니다. 그중에도 제가 조사한 것에는 가드레일 등에 사용되고 있는 형광염료와 같은 종류가 들어 있으며 게다가 식용 적색이 칠해져 있습니다. 또한 정육점 창문 유리는 사람의 눈을 속이기 위해 약간 구부러져 있는데 그것들이 도료에 의해 고기가 예쁘게 보이게 하는 것입니다. 집에 가져와서 보면 새까맣게 되었다는 웃지 못 할 이야기도 있습니다.

그 정도로 육류고기는 현재 속임수가 많습니다. 이러한 고기를 먹기 때문에 오히려 피린계[10] 약을 먹는 것과 같은 충격을 주게 되고, 거기에 디스토니아 상태가 나타나서 앞에서 기술했듯이 입이 다물어지지 않는 일이 발생하는 것입니다. 고기는 입에 대지 마세요.

---

9) 협착증은 혈관의 협색 혹은 좁아짐을 의미하는 단순한 의학용어입니다. 지방과 콜레스테롤을 가지고 있는 관상동맥은 그 안에 퇴적물들을 축적하여 협착되거나 좁아졌다고 말합니다. 이것은 또한 협착증이라고도 합니다.
10) 해열제, 진통제로 쓰이는 여러가지 의약품(아스피린, 아미노피린, 설피린 따위)

반복하지만 인간의 혈관 속에서 고기의 혈액은 소용돌이 치고 있습니다. 두꺼운 혈관은 이것을 지나가지만 가는 혈관은 절대 통과 할 수 없게 비틀어 버립니다. 그리고 말초혈관 피부에 오면 갑자기 혈관이 2~3초 중단돼 버립니다. 중단된 순간에 무엇이 일어나느냐 하면 염증이 생깁니다. 간단하게는 알레르기 증상이 생깁니다. 이것은 아주 가렵고 긁으면 더욱 빨게 집니다. 이렇게 해서 염증은 커지고 종기로 변하는 사람도 있습니다.

더욱 나쁜 것이 콜레스테롤의 존재입니다. 고기 속의 지방분이 인간의 몸에 들어가면 콜레스테롤이 되며 이것이 쌓이면 혈관이 좁아집니다. 거기에 다음은 칼슘입니다. 이 좁아진 곳을 지나가려고 하기 때문에 이른바 주차위반을 하고 있는 콜레스테롤에게 칼슘이 데굴데굴 다가가서 갑자기 혈행장애가 일어납니다. 이것이 혈류에서 가장 중요한 요소로서 뇌에서 일어나면 그 혈관도 막혀버려 언제 끊어질지 알 수 없습니다.

한편, 칼슘은 심장부위 근육에 콘크리트를 치기 시작합니다. 칼슘은 굳어지는 성질을 가지고 있기 때문입니다. 이와 관련하여 앞에서 기술한 것처럼 우유를 많이 마시는 아이 중에는 초등학교 1학년인데도 심근경색으로 입원한 경우가 있습니다.

결론으로 육류와 유제품은 물론 그 조리품에도 손을 대지 않는 쪽이 무난하다고 하겠습니다. 아니 이것이 건강을 유지하는 최고의 비결이지요. 육류와 유제품은 피하고 〈야채수프〉를 마신다면 효과는 절대 보증합니다. "여기가 아파요 저기가 아파요"를 말하지 않게 되고 우선 머리가 맑아집니다. 치매에 효과가 있는 약, 완전한 노화방지(= 불로장수) 약은 이 세상에 없지만 〈야채수프〉 외에는 달리 방법이 없으며 예방에도 효험을 보입니다.

왜냐하면 〈야채수프〉는 앞에서 기술한 것처럼 뇌를 활발하게 하기 때문입니다. 〈야채수프〉를 마시고 5분 만에 효과가 나오고 그 순간부터 뇌세포는 점점 재생을 시작합니다.

〈야채수프〉+소변 = 에이즈 '특효약'

암과 치매, 전립선… 각종 효능을 보여주며 수술을 필요 없게 하는 〈야채수프〉. 이것은 에이즈에도 유효합니다. 실제로 저는 에이즈라는 병에 대해서 29년 전에 그 존재와 치료법을 발표했습니다.

당시는 에이즈 그 자체가 전혀 알려지지 않았고 게다가 '소변은 노폐물'이라는 '상식'(지금은 완전히 뒤집어진 상식이 되었습니다. 여기에서도 '현대의학의 맹신'은 잘못이라는 것을 아시겠지요?)이 지배적이었던 그 상황에서 소변요법을 주장했기 때문에 상당히 업신여김을 당했습니다. 지금 다시 그것을 되풀이 하면 본인의 소변을 일반 컵으로 3분의 1정도 넣고 거기에 〈야채수프〉 3분의 2를 채워 섞어 마시는 것입니다. 마시고 나서 불과 3시간 후에는 효과를 볼 수 있습니다. 또한 암 환자의 경우에는 뒤에서 기술한 것처럼 〈야채수프〉의 양을 증가시킵니다.

현재 40명 정도의 에이즈 환자의 건강지도를 하고 있지만 한사람도 아직 죽지 않았습니다. 암이나 에이즈의 치료법에는 소변+〈야채수프〉가 가장 '특효약'이라고 할 수 있습니다. 아침, 점심, 저녁으로 마셔 주세요. 또한 소변은 새벽에 가장 먼저 나온 것이 좋지만 점심이나 저녁의 것도 상관없습니다.

처음에는 소변을 조금 배출하고 이어서 도중에 멈춘 다음 30cc만을 사용합니다. 그리고 그것에 에이즈 환자의 경우는 60cc, 암환자는 150cc의 〈야채수프〉를 넣어 섞어서 복용하세요. 이것을 3개월간 지속한다면 암으로 죽는 일은 없다고 생각해도 좋습니다. 다만 암 환자의 경우에는 아침에 한 번만 마십니다.

그리고 소변과 〈야채수프〉를 혼합하여 먹는 이 요법은 각각 효과적으로 몸을 보호하고 영양균형을 이루도록 적합하게 조제되어 있으므로 병원의 약을 병용하거나 항암제를 맞거나 하면 안 됩니다.

현대의학의 문헌에도 '항암제는 3개월간 살아있으면 생명연장 효과는 있다'라고 밖에 쓰여 있지 않습니다. 치료라는 것은 한 마디도 없습니다. 오히려 '항암제를 사용하면 내장이 흐물흐물해진다.'라고 쓰여 있습니다.

그러므로 항암제를 사용하는 것보다도 우선 〈야채수프〉와 소변 혼합물을 권합니다. 어떻든지 암수술을 받고 싶은 사람도 적어도 3개월간만 시도해 보면 좋을 거라고 생각합니다. 혹은 〈야채수프〉만이라도 0.6ℓ씩을 3개월 마신 후에 시술을 받는다면 이미 암이 없어진 것을 확인할 수 있습니다.

진실로 말하지만 〈야채수프〉와 소변요법은 효과가 좋습니다. 어느 쪽도 자연의 것이기 때문이겠죠. 몇 시간을 기다려서 몇 분간 진료하고 게다가 검사의 연속으로 나중에는 몸을 난도질하고 약에 절여진 후 결국 완치되지 않는 대증요법이 되풀이 됩니다. 이런 인간미가 결여된 현대의 병원치료 체계는 이제 고쳐져야 하지 않을까요?

채소가 가르쳐 준 신비

이제 배경 이야기를 마치고 '〈야채수프〉의 비밀' 의 본론으로 들어가겠습니다. '손바닥에 얹을 정도 소량의 토양 속에 일본의 총 인구와 같은 정도의 미생물이 살아 있다.' 라는 사실을 여러분은 알고 계십니까?

푸른곰팡이로부터 발견된 페니실린을 비롯하여 스트렙토마이신[11] 등 항생물질의 대부분은 이 토양 속의 성분에서 만들어졌습니다.

이런 훌륭한 자연 토양 속에서 새로운 싹을 트고 크게 성장하는 채소는 이러한 많은 미생물에 의한 수많은 영양소의 혜택을 받고 있습니다. 그리고 태양빛을 자산으로 모든 것을 흡수하고 우리들 인간의 신체 건강관리에 빼놓을 수 없는 엽록소, 철분, 인, 미네랄 등 모든 비타민을

---

[11] 스트렙토미세스 그리세우스(Streptomyces griseus)라는 토양 미생물에 의해 합성되는 항생물질. 페니실린 이후에 개발된 최초의 항균제이며, 결핵치료에 유효한 것으로 밝혀진 최초의 항생물질

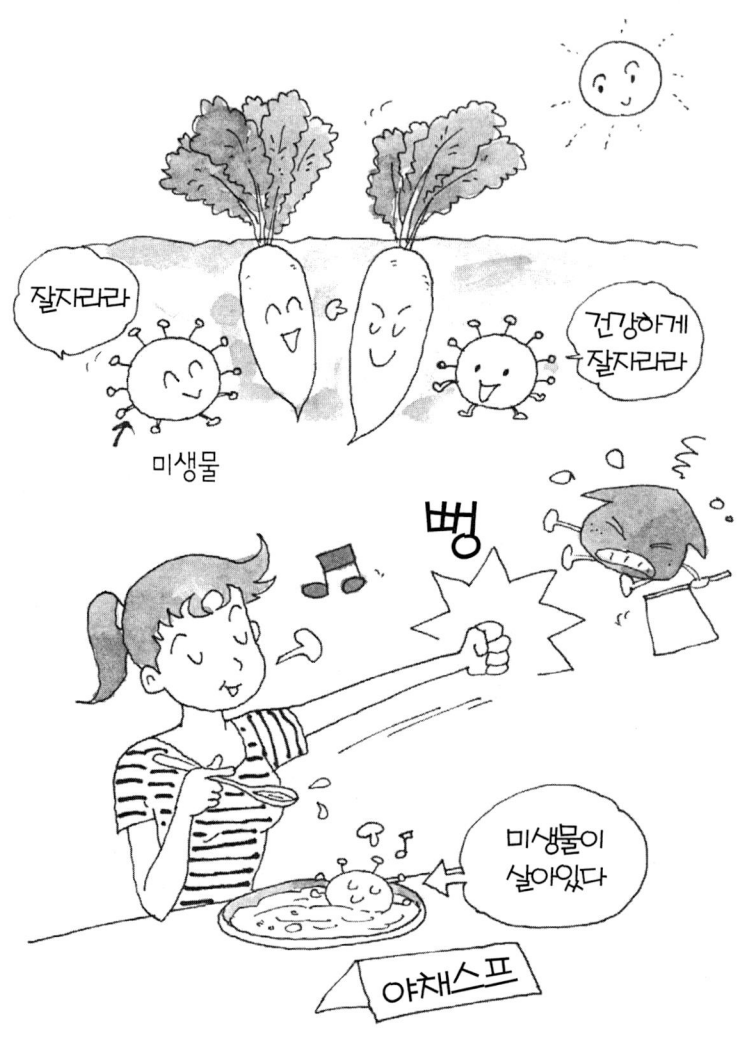

풍부하게 제공해 주고 있습니다.

그럼에도 불구하고 자연을 무시하고 자연을 잊어버린 많은 사람들은 채소의 중요함을 가볍게 생각했기 때문에 자연에게서 버림받아 병에 걸리게 된 것입니다. 일억 마리의 미생물에 의해 자라고 성장한 채소는 항생물질에도 우수하여 진정한 효과가 있습니다. 그러므로 "채소를 먹읍시다. 먹는 것이 싫다면 수프로 해서 마시세요."라고 권하는 것입니다.

특히 채소 중에서도 토양의 혜택을 듬뿍 포함한 뿌리채소를 중심으로 한 제가 발명한 〈야채수프〉는 기존의 채소에 대한 개념을 바꿀 정도로 놀랄만한 효과를 거두었습니다.

그런데 최근 농업은 이 채소에 있어서도 화학합성물질 비료를 넣은 물로 인해 수경재배 농작물을 만드는데 성공했습니다. 그러나 이 채소에는 흙속에 포함된 미생물에 의해서 생성되는 훌륭한 자연의 약물이 함유되어 있지 않으며, 단지 채소의 형태를 하고 있을 뿐입니다. 그보다 무서운 것은 이 채소가 흡수하고 있는 합성물질은 화학비료로 만들어진 것이 분명합니다. 이러한 채소를 계속 섭취하면 결국은 인체의 기능에 큰 영향을 줄 것은 명백합니다.

무엇보다도 〈야채수프〉는 많은 사람들이 가장 무서워하고 관심을 가지고 있는 암에 대한 강력한 치료능력을 가지고 있습니다.

암[12]은 현대인에게 있어 최대의 사망 원인입니다. '암에 걸리면 절대로 살 수 없다…' 고 생각하는 사람이 거의 대부분입니다. 그러나 〈야채수프)는 많은 사람의 암을 놀라운 정도로 단기간에 치료했습니다.

그 메커니즘은 다음과 같습니다.

암은 정상적인 세포가 갑자기 암세포로 바뀌어 일어나는 것입니다. 그리고 암을 몸 자체의 치유능력으로 치료하기 위해 이 암한테만 즐겨 달라붙는 물질이 있습니다. 그것은 세포의 대사현상과 관련이 있는 단백질의 하나인 티로신(Tyrosine)13)에서 변화한 아자티로신14)과 인체의 3분의 1을 차지하고 있는 경단백질인 콜라겐입니다.

이 물질은 암세포를 발견하면 그 주위에 집중해서 순식간에 암세포를 둘러싸버리는 불가사의한 능력을 가지고 있다는 것을 알 수 있습니다. 유감스럽지만 콜라겐이나 아자티로신이 인간의 체내에서 널리 퍼지는 생화학적인 메커니즘에 대해서는 지금도 잘 알려져 있지 않습니다. 그러나 이것들의 움직임으로 암을 급격하게 포위하고 제압합니다. 또한 이들 물질이 신체 영양의 밸런스를 유지하고 있다는 것도 알 수 있습니다.

---

12) 암 : 신체를 구성하는 가장 작은 단위인 세포가 자체의 조절기능에 의하여 분열·성장 및 사멸하여 균형을 유지해야 하는데, 여러가지 원인에 의해 조절기능에 문제가 생겨 없어져야 할 비정상 세포들이 과다 증식하게 되어 주위 조직 및 장기에 침입하여 종괴를 형성하고 정상 조직을 파괴하는 것으로 정의 내릴 수 있다.

13) 단백질을 구성하는 방향족 아미노산의 하나. 생체 내에서는 페닐알라닌에서 생성되어 아드레날린, 티록신, 멜라닌 따위의 중요한 물질로 변한다. 화학식은 $C_9H_{11}NO_3$.

14) Azatyrosine($C_8H_{10}N_2O_3$) : 티로신 유도체

〈야채수프〉는 아자티로신과 콜라겐의 움직임을 도와주고 암이나 약물중독 혹은 기능장애 등의 치료법으로 경이적인 효과를 보여주고 있습니다. 〈야채수프〉에는 또한 암을 예방하는 엽산[15]이 다량으로 함유되어 있습니다. 이것도 〈야채수프〉가 암에 뛰어난 효험을 보여주는 이유 중에 하나입니다.

어떤 약물보다도 자연의 은총에 대해 우리들은 감사해 하지 않으면 안 됩니다. 〈야채수프〉가 우리들의 몸에 훌륭한 효과가 있는 것도 그 자연의 은총 덕분입니다.

인체의 3가지 기본밸런스를 살려주는 〈야채수프〉

인체를 구성하는 기본요소는 체세포와 칼슘, 그리고 인체의 3분의 1을 차지하는 콜라겐(경단백질)입니다. 이 세 가지가 균형 있게 유지되어 있으면 결코 여러 질병에 대해 겁낼 필요가 없습니다.

그러나 칼슘이 많아지거나 지나치게 적어지면 갑자기 질병에 사로잡히게 되는 것입니다. 체세포와 칼슘은 균형을 유지해야 하기 때문입니다.

---

[15] 수용성이며 빛에 의해 변하기 쉬운 비타민 B군의 하나로 동물에게 필수적인 영양소이며, 세균에서도 성장요소로 필요하다. 사람에게는 핵산을 합성하고 적혈구를 생성하는 데 꼭 필요하다. 사람이 먹는 음식물 중 잎을 가지는 야채류와 동물의 간에 많이 있다.

그러면 이것들의 균형을 보다 좋게 유지하고 육성하는 데에는 무엇이 필요할까요? 또한 몸을 보다 강력하게 활성화시킬 방법은 어떤 것이 있을까요?

그것은 생명의 원리에서 실마리를 풀지 않으면 안 됩니다.

생체, 생리, 병리, 임상의학 등 많은 각도에서 해명하자면 인체를 감독하고 컨트롤하는 가장 중요한 것은 뇌입니다. 이 뇌를 지탱하고 있는 물질은 무엇일까? 이것을 해명하는 것이 가장 큰 의미를 가지고 있습니다.

우선 뇌세포 주요 요소의 분석부터 시작해야 합니다. 그렇게 해서 많은 동물실험에서 산출된 것이 '인(燐)'이라는 물질입니다.

인이 없이는 생체는 이루어지지 않습니다. 그렇다면 '인(燐)'을 보다 많이 섭취하면 체세포에 좋은 변화가 일어나지 않을까?'라고 생각하여 저는 동물실험을 실시했습니다.

그러나 이것은 실패로 끝났습니다. 인과 칼슘은 아주 빠르게 결합하는 성질을 가지고 있기 때문에 이것을 결합시켜 생체에 주입했습니다. 그랬더니 체세포의 특별한 변화가 발견되지 않았습니다.

여기서 깨달은 것이 젖먹이와 어린이에게 하루에 3시간의 일광욕을 시키면 비타민D가 보충이 된다는 사실입니다. 인간의 신체에는 비타민D가 없어서는 안 된다는 것을 유추하게 됩니다.

거기에서 실험동물들에게 비타민D를 넣고 인과 칼슘을 주입하자 털의 결에서 피부, 동작 등에 이르기까지 커다란 개선효과가 나타났습니다. 그리고 체세포는 활발하게 증식하였습니다.

그러나 인과 비타민D 만으로는 혈액의 밸런스가 유지되지 않았습니다.

그래서 엽산, 철분, 미네랄과 석회를 섞어서 동물의 생체 속에 체세포와 보다 성장이 빠른 암세포와 경쟁을 시켰습니다.

그러자 암세포는 후퇴하고 체세포의 성장이 빨라질 뿐만 아니라 체세포는 암세포를 둘러싸고 있는 형태가 되었습니다. 그리고 순식간에 암세포는 체세포가 되는 것이었습니다.

동물의 내장에서 뇌에 이르기까지 수백 번이나 암을 이식하고 실험을 시도했습니다. 그 결과 몇 번이나 되풀이해도 암은 완벽하게 없어졌습니다. 동시에 체세포와 콜라겐은 그저 놀라운 기세로 성장할 수 있었습니다.

칼슘과 인, 그리고 비타민D를 필요한 양만큼 보충해주면 암세포가 제압될 정도로 체세포가 활성화된다는 사실도 알게 되었습니다.

그 결과 알게 된 것은 칼슘만 아무리 체내에 보충해도 인이 없으면 해가 될 뿐 건강해지지 않는다는 것입니다.

그리고 인을 먼저 체내에 축적시켜 놓으면 체내에서 기다리고 있던 인이 칼슘과 결합해서 헛되지 않게 신체의 모든 체세포에게 공급되는 것입니다.

동시에 비타민D가 몸에 충분히 있으면 칼슘의 흡수를 좋게 한다는 것을 알게 되었습니다.

〈야채수프〉는 이런 인과 비타민D를 몸에 축적해주는 여러 조건을 모두 만족하게 해 줍니다. 인체를 성장시키고 유지하여 노화를 방지하고 질병에게 틈을 보여주지 않게 하는 3가지 조건을 갖추게 합니다.

또한 제가 연구한 현미차는 혈액의 흐름을 좋게 하고 인슐린과 이뇨의 효과를 배가시킵니다.

이 두 가지의 발견에 의해 나이를 불문하고 건강한 뇌 활동을 갖게 되어 신체의 모든 부위를 활성화시켜 젊음을 되찾는 묘약이라고 할 수 있는 약이 완성되었습니다.

〈야채수프〉는 체세포를 되살린다

〈야채수프〉는 인체에서 가장 단단한 단백질인 콜라겐을 증강시켜 나이에 관계없이 성장하는 아이들과 같은 신체를 만드는 데에 원동력이 되고 있습니다.

그와 동시에 체내에 들어온 〈야채수프〉가 화학변화를 일으켜 30종류 이상의 항생물질이 되는 것입니다. 그 속에서도 아미티로신과 아자티로신과 같이 암세포에 달라붙는 특수한 물질이 증가하여 암은 불과 3일 만에 제압당하게 됩니다.

또한 인체를 구성하고 있는 체세포를 변화시키는 것도 가능합니다. 이 체세포는 암에 대한 면역을 가지고 있기 때문에 두 번 다시 암에 걸리는 일이 없습니다.

이런 조건을 갖추는 것만으로 말기 환자도 100%의 비율로 몸이 되살아날 수 있습니다.

산소 호흡기를 달고 있는 말기 암환자에게 의사선생님이 〈야채수프〉 200cc와 '현미차' 200cc(만드는 방법은 62페이지)를 45분 간격으로 교대로 카테터(Catheter)16)를 이용하여 위 또는 장에 주입하자 체세포가 한순간에 증가했습니다. 〈야채수프〉와 현미차의 움직임으로 생체가 소생하였고 건강을 회복하게 되었습니다. 이 경우 환자에게 투여한 〈야채수프〉와 현미차의 하루 량은 각 0.6ℓ(600cc)정도로 충분합니다. 다음날부터는 환자 자신이 혼자서 마실 수 있게 되었습니다.

다만 주의를 해야 할 것은 항암제 및 그 외의 약물을 투여해서는 안 됩니다.

〈야채수프〉와 현미차는 지금까지 말기 암환자 1만 명이상에게 효과를 거두었습니다. 모든 사람이 생존해 있고 활동하고 있습니다. 실시했던 모든 분이 실제로 99% 이상 효과가 있었습니다.

또한 〈야채수프〉의 목적은 체세포 증식강화를 촉진시킴과 동시에 백혈구, 혈소판의 증강과 T세포17)의 움직임을 3배 세력으로 증가시키며

---

16) 카테터(Catheter) : 식도나 위장, 요도 따위에 넣어 내부 상태를 조사하거나 약물을 주입하는 관
17) 골수에서부터 가슴샘을 거쳐 성숙하고 림프샘이나 췌장에 분포하며, 전신을 순환하는 림프구. 체내의 이물(異物) 세포를 죽이며, 비(B) 세포와 협동하여 항체를 만든다.

강력한 인체를 만드는 것입니다. 그 결과 면역력이 강화되고 암, 에이즈 등 아주 광범위한 질병을 없애는 능력을 발휘하고 있습니다.

또한 현미차는 당뇨병 환자에게 이뇨작용을 촉진시키고 당을 분해해서 인슐린의 움직임을 조장시켜 주는 최고의 효능을 가진 음료입니다.

동시에 복막에 가득찬 물을 빼내는 데에도 어떤 이뇨제보다도 빠른 효과가 있습니다. 또한 혈액 및 혈관내의 정화작용에 있어서도 경이적인 위력을 가지고 있습니다. 사실 심장병환자가 〈야채수프〉와 현미차를 하루 량 0.6ℓ 이상 20일간 복용하자 모두 정상이 되었습니다. 암에 대해서도 〈야채수프〉와 함께 현미차를 병용하는 것으로 치료에 최고의 조건을 만들어 주었습니다.

저의 연구에 의해 모든 질병은 〈야채수프〉와 현미차의 활동으로 좋아질 수 있다는 것을 알게 되었습니다. 일부 신장병 등은 〈야채수프〉와는 별도의 건강법이 있습니다만 그것에 대해서는 별도로 설명하겠습니다.

특히 〈야채수프〉의 활동이 인간의 몸에서 훌륭하게 움직여 주었습니다. 그리고 현미차는 〈야채수프〉의 활동을 도와주었습니다.

이 두 가지가 제가 지도하는 건강법의 가장 중심입니다.

〈야채수프〉를 먹으면 나타나는 신체변화에 주의가 필요하다

〈야채수프〉는 앞에서 기술한 효능이 있는 만큼 마시게 되면 신체가 변해갑니다. (체질이 강화되는 것입니다.) 다음의 여러 가지 점에 주의를 하세요.

1. 알코올에 굉장히 강해집니다. 〈야채수프〉를 마시기 시작해서 1주일 정도가 되면 그 효과가 나타납니다. 술을 항상 마시는 사람은 반대로 술을 마시고 싶지 않게 되는 경우도 있습니다.
2. 여성분들은 나이에 관계없이 생리를 다시 하게 되는 사람이 많습니다. 현재 가장 연장자로는 81세로 1년 반, 하루의 오차도 없이 생리가 나오고 있습니다. 〈야채수프〉를 마시기 시작하고 65세로 출산을 한 분도 있습니다. 만약을 위해 주의하세요.
3. 생리의 경우 〈야채수프〉를 마시기 전과 마시고 나서 4개월경부터 새로운 생리와 예전 생리와의 교체가 시작되기 때문에 한 달에 두 번 생리를 하는 일이 있습니다. 결코 이상한 일이 아닙니다. 그 후에는 확실하게 정기적인 패턴을 만들어 줍니다.

〈야채수프〉를 만드는 방법

메커니즘을 알고 납득이 되었으면 실제로 〈야채수프〉를 만들어 봅시다.

〈기본재료〉

① 무 1/4개 : 약150g
② 무청 1/4개분 : 말린 무청 (3~5잎) 약10g(무청은 잎이 있는 시기에 햇볕과 통풍이 좋을 때 건조해서 보관하여 이용하세요.)
③ 당근 1/2개 : 약80g
④ 우엉 큰 것 1/4개 : 작은 것은 1/2개 약50g

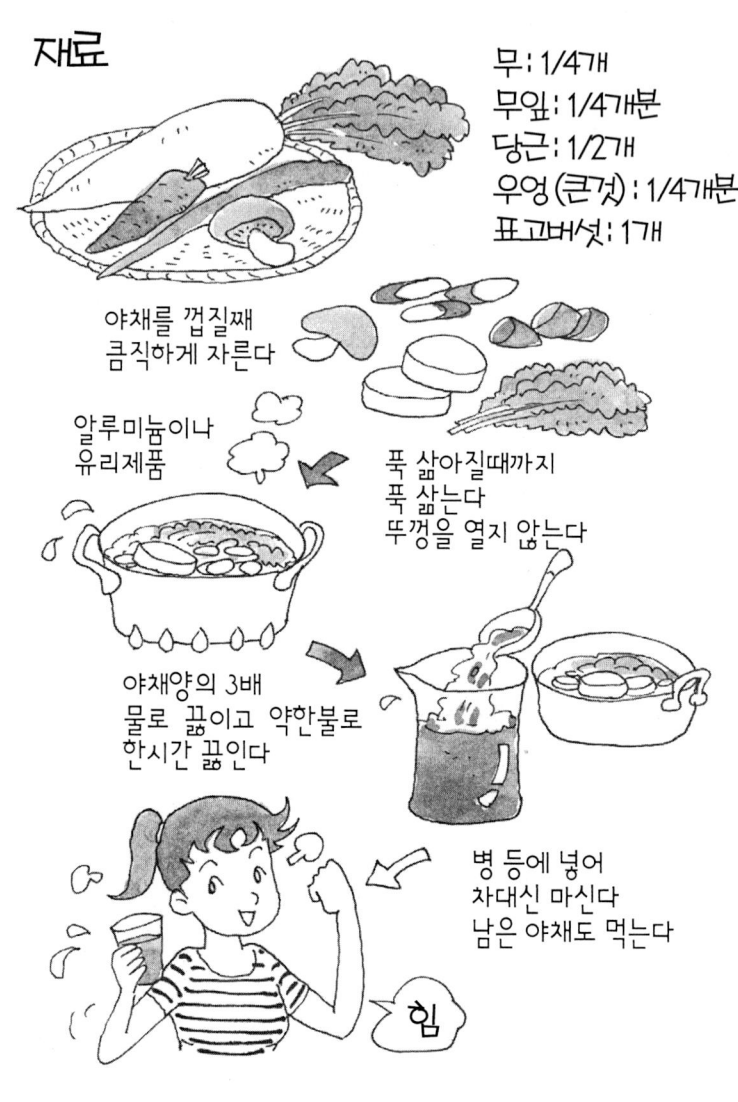

〈야채수프 만드는 방법〉

⑤ 표고버섯 1장 : 절편표고 5~6조각 약10g(자연 건조한 것을 사용. 구할 수 없을 때는 생 표고버섯을 자신이 건조시키세요. 시판하고 있는 전기 건조한 것은 비타민D가 없어졌기 때문에 안 됩니다. 만약 햇볕에 건조한 것을 구할 수 없을 때는 마른 표고버섯을 햇볕에 쬐면 비타민D가 만들어집니다.)

※ 채소류는 시중에서 판매하는 물건으로 충분합니다.

〈만드는 방법〉

① 채소는 미리 삶거나 물에 담가 두지 마세요.
② 냄비는 알루미늄제품이나 내열 유리제품을 사용하세요.
　〈야채수프〉 보관은 유리포트 또는 유리병을 사용하세요.
　〈야채수프〉를 가볍게 생각하지 마십시오. 법랑이나 테플론 가공한 냄비는 결코 사용해서는 안 됩니다. 법랑이나 테플론 성분이 녹아 버립니다.
③ 채소는 너무 얇게 썰지 말고 큼직하게 껍질째 잘라서 넣어 주세요.
④ 물은 채소양의 3배를 넣어 주세요. : 물 1.5ℓ 에 채소 300g 비율[18]
⑤ 끓으면 약한 불로 줄여서 1시간 더 달이세요.
⑥ 〈야채수프〉를 차 대신 마시세요.
⑦ 끓이고 남은 수프의 건더기는 된장국, 맑은 장국, 우동 국물에 넣어 이용하세요.
⑧ 화분의 화초가 시들었을 때에는 화분 주위에 수프를 뿌려주세요. 건강해 집니다.
⑨ 정원수의 경우는 뿌리에서 조금 떨어진 곳에 수프의 건더기를 묻어 주세요. 건강해 집니다.

18) 비율을 계산할 때는 부피와 무게를 구분하여야 합니다.

〈주의사항〉

① 채소를 많이 넣으면 그만큼 빨리 좋아지는 것은 아닙니다.
   어디까지나 기본을 지켜주세요.
② 다른 약초, 그 밖의 식품 등을 재료에 혼합해서는 안 됩니다. 경우에 따라서는 청산가리보다도 강한 독성으로 변하는 일이 있습니다. 앞에서 기술한 기본재료 이외의 것은 절대로 넣지 마세요.
③ 어떤 질병에 걸렸어도 평상시 체온이 1도씨 정도는 낮아질 것 입니다. 그것으로 감기에 걸릴 경우는 적으며 열도 걱정하지 않아도 됩니다.
④ 신장병 환자는 166P, 당뇨병 환자는 161P 방법을 참고해 주세요.
⑤ 〈야채수프〉는 인체 내에 들어가면 화학변화를 일으켜 30종류 이상의 항생물질을 만듭니다.

〈야채수프〉 복용에 의해 발생되는 일시적인 신체반응(호전반응)

1. 얼굴색, 손발, 전신에 습진이 나오고 가려움을 동반하는 사람도 있습니다. 그 경우 식용유를 바르거나 멘소래담 로션을 바르세요.

2. 오랜 기간 약물을 복용한 사람은 특히 일시적 반응이 강하게 나옵니다. 또한 아토피성 피부염이 있는 사람은 수프의 양을 조금씩 서서히 늘리면서 마시세요. (181P 참조)

3. 두부외상, 뇌혈관 장애 등이 있는 사람은 2~3일 정도 간격으로 특히 머리가 갈라 질 것 같은 통증이 생깁니다. 결코 걱정하지 마세요.

4. 안과적인 병상은 모든 사람에게 나타납니다. 눈이 침침해지거나 눈 주변이 가렵기도 합니다. 이것도 2~3일 정도면 진정됩니다.

그 후 시력이 좋아집니다. 콘택트나 안경을 쓰는 사람은 도수를 낮추거나 혹은 가능한 한 안경을 벗어 보세요. 시력회복을 기대할 수 있을 것 입니다.

5. 과거에 결핵 또는 폐질환의 흔적이 있는 사람, 폐암의 증상을 가지고 계신 분은 벌꿀과 무로 만든 기침 멈추는(만드는 방법은 64P 참조) 약을 기침이 나올 때마다 48시간 이상 동안 마시면서 〈야채수프〉를 서서히 마시세요. 〈야채수프〉를 마시면 기침이 나옵니다만 걱정하지 마세요.

6. 산부인과 질병을 가지고 있는 분은 〈야채수프〉를 시작하면 허리가 무겁고, 나른한 기분이 잠시 지속됩니다. 생리가 일시적으로 증가하는 경우도 있지만 차츰 낫습니다.

7. 혈압이 높은 사람은 〈야채수프〉를 마시기 시작하고(바른 식사를 하고) 부터 1개월 정도 지나면 혈압이 내려가기 때문에 약도 3일째부터 양을 줄이세요. 약은 1개월 동안 서서히 중단하세요. 약을 급격하게 중단하면 쇼크가 발생합니다. 쾌변에 신경을 쓰세요.

이외에도 부작용 같은 일시적인 병상이 나올 수 있지만 부작용이 아닙니다. 이것들은 전부 호전반응(好轉反應)이기 때문에 걱정하지 마세요. 호전반응이라는 것은 질병이나 신체의 상태가 좋지 않은 것이 치료될 때 일시적으로 악화되는 것 같은 증상이 나오는 것입니다.

'현미차', '기침약', '조혈식', '변비약' 만드는 방법

다음으로 〈야채수프〉이외의 예방의화학연구소에서 개발한 '현미차', '기침약', '조혈식(造血食)', '변비약'을 만드는 방법을 설명하겠습니다.

이것은 인간의 생명과 관련이 있는 것입니다.
철저하게 지시대로 만드세요.

🍚 현미차 만드는 방법

〈기본재료〉
현미 : 1홉(180cc)
물 : 8홉(1,440cc)

〈만드는 방법〉
① 현미를 진한 갈색이 될 때까지 기름을 두르지 않고 프라이팬에서 저으면서 타지 않도록 볶습니다.
② 동시에 냄비에 8홉의 물을 끓이고 ①의 현미를 넣고 바로 불을 끕니다.
③ 5분간 그대로 둡니다.
④ 현미를 여과하고 그 차를 마십니다.
⑤ 상기에 제일 처음 우려낸 것은 다시 한 번 사용합니다. 물 8홉을 끓여서 우려 넣고 바로 불을 약하게 줄이고 약 5분간 끓여내세요. 5분 후 먼저 것처럼 바로 망이나 소쿠리로 여과를 하세요. 이것이 두 번째로 우려내는 방법입니다. 처음 것과 두 번째 것을 섞어서 먹는 것도 좋습니다.

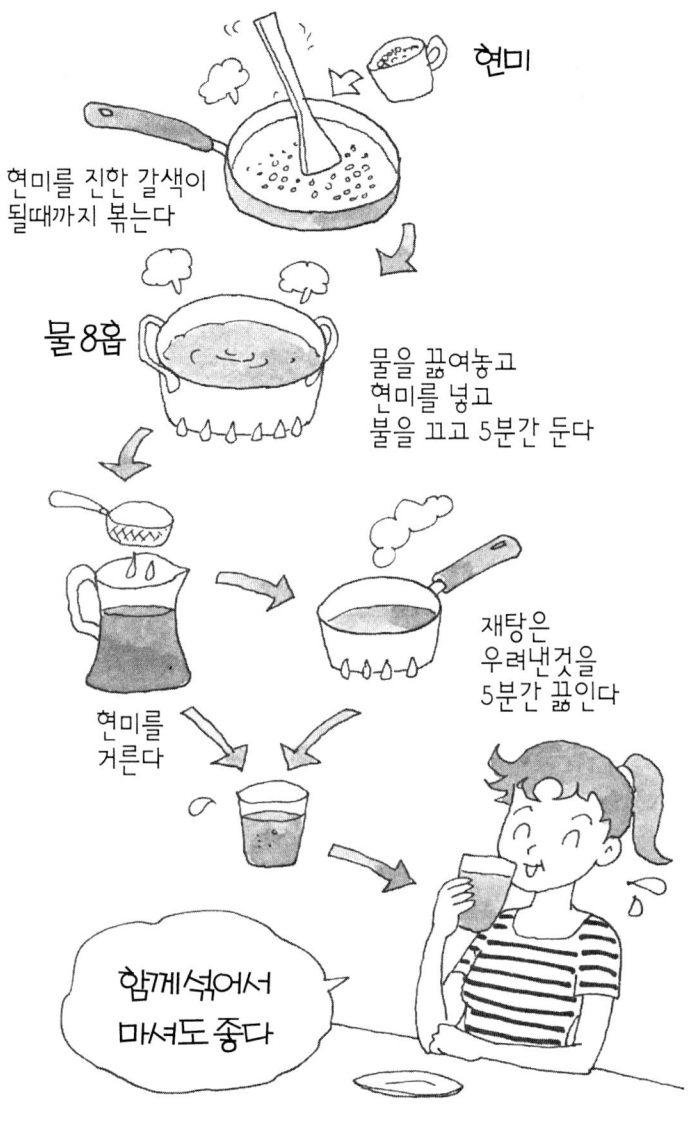

〈현미차 만드는 방법〉

〈주의사항〉

① 질병의 증상에 따라 마시는 양을 다르게 한다.

② 현미차는 단백질(프로테인) 등과 절대로 섞어서 먹지 않도록 한다.

③ 〈야채수프〉와 현미차는 동시에 같이 마시지 않으며 15분 이상 간격을 두세요. 효과가 반감합니다. 반드시 지키세요.

🍯 기침약 만드는 방법

〈기본재료〉

벌꿀, 무(껍질째 있는 것)

〈기침약 만드는 방법〉

병 속에 들어있는 벌꿀의 높이에 맞춰서 옆으로 나란히 세운 무에 표시를 하고 벌꿀의 높이 분량의 무를 정사각형(메주콩 정도의 크기)으로 잘라서 벌꿀 병 속에 넣어주세요. 2시간 정도 지나면 벌꿀이 녹아서 물처럼 됩니다. 이 즙을 큰 숟가락으로 한 숟갈을 컵 속에 넣어서 미지근한 물을 넣어서 하루에 4~5회 마시세요. 다음 날부터 기침이 멈출 것입니다. 천식환자에게도 잘 듣습니다.(자세한 것은184P 천식의 항목을 참조)

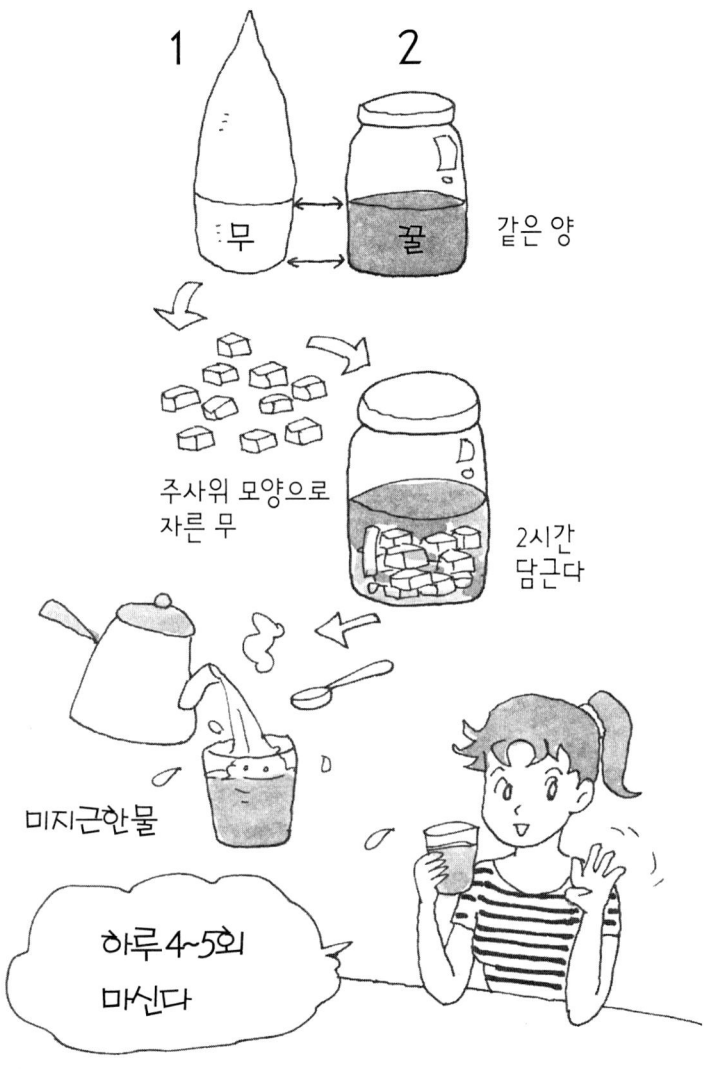

〈기침약 만드는 방법〉

🍲 조혈식 만드는 방법(처방)

철분 부족, 빈혈, 혈액이 부족할 경우, 혈액이 묽고 재생불능성 빈혈, 혈소판, 백혈구 감소 등 혈액을 빠르게 증가시키기 위해서 다음의 방법을 실행해 주세요.

〈기본재료〉

곤들매기[19] 1마리, 찹쌀 150g, 검은 콩 30g

재료인 찹쌀과 검은콩을 저녁에 물에 담가두었다가 다음날 아침 물을 버리고 찹쌀과 검은콩을 '찰밥'으로 만들어 곤들매기 한 마리와 함께 먹습니다. 이것을 20일간 계속합니다. 이 증혈법은 다른 어떤 동식물을 사용해도 안 되며 곤들매기만이 가지고 있는 강력한 호르몬 성분과 검은콩이 가지고 있는 높은 단백질 성분이 결합하는 것으로 약물로는 불가능한 강력한 증혈 작용을 촉진시킵니다. 그 힘은 일반적으로 약물의 수백 배나 되는 가치입니다. 이 방법은 어떤 질병의 환자에게도 어떤 부작용도 없는 최고의 건강법입니다.

〈주의사항〉

찹쌀과 검은콩으로 밥을 짓는 방법입니다만 양을 처방이상 섭취해도 상관없습니다. 그렇게 하면 증혈이 보다 높아집니다. 위의 것은 최저 양을 표시한 것이기 때문입니다.

---

[19] 연어과의 민물고기. 몸의 길이는 20cm 정도이고 송어와 비슷하나 조금 작으며, 누런갈색에 흰 점무늬가 있는데 배 쪽은 희다. 식용하며 강 상류의 맑은 물에 산다. 한국이나 일본산만 유용하다.

변비약을 만드는 방법

〈기본재료〉

물 : 1홉(180cc)

센나[20] 잎 : 15~20장

센나 잎은 변비와 숙변에 효과가 있습니다. 작은 주전자에 물 180cc를 넣고 끓인 후, 그 속에 센나 잎을 15~20장을 넣고 바로 불을 끄세요. 그 상태로 식혀서 마시세요.

〈주의사항〉

① 센나 잎을 달이는 것은 매우 민감한 성질을 가지고 있기 때문에 오래 달이면 그 섬유(섬유소)의 성질이 비뚤어져 효과가 없어집니다.

② 또한 변비가 강한 사람은 센나 잎을 많이 넣지 말고 물의 양을 늘리세요. 그래도 안 될 때는 센나 잎을 30장 정도까지 늘려도 상관없습니다.

③ 센나 잎은 1~2일 간격으로 자신의 체질에 맞게 조절하는 것. 그리고 자기 전에 마시면 매우 효과가 좋습니다.(한방에서는 과용시 하제성분으로 인해 위장 장애, 설사, 구토 등이 생길 수 있으며, 또한 수분과 염분의 손실로 인해 체내 전해질의 불균형이 일어나 치명적일 수 있으므로 장기간 복용을 금하고 있습니다. 또한 임신기나 수유기에도 복용을 엄금하고 있습니다. - 편집자 주)

---

[20] 콩과의 소관목. 높이는 1m 정도이며, 잎은 어긋나고 깃모양 겹잎이다. 여름에 누런색 꽃이 핀다. 작은 잎 조각을 모아서 말린 것을 '센나잎'이라 하여 하제(下劑-변비약 등)로 쓴다.

Part 1 | 경이로운 〈야채수프〉의 효과

2장
역시 오류투성이인 현대의학 상식

치료란 무엇인가

치료라는 것은 '질병과 상처를 고치는 것'이라고 사전에 쓰여 있습니다.

그러나 의사는 "당신의 질병은 평생 계속 약을 드셔야 합니다. 그렇지 않으면 치료할 수 없습니다. 점점 나빠질 거예요. 제 말을 들으세요. 그렇지 않으면 후회할 거예요."라고 말합니다. 결국 의사가 시술하는 치료로 질병은 고칠 수 없다는 것입니다.

이런 바보 같은 이야기는 있을 수 없습니다. 무엇을 위한 의료인가요? 이 세상에 평생 치료를 해도 고칠 수 없는 질병은 없습니다. 병이라는 것은 일시적으로 아픈 것이지 평생 아픈 것은 아닙니다.

'병은 마음으로 부터'라고 말합니다. 마음가짐 하나로 어떻게든 된다는 것을 말로 표현한 것입니다. 그리고 그 질병에 대한 좋은 상담역이며 지도자여야 할 사람이 의사인 것입니다.

그렇기 때문에 무엇이든 의사에게 진료를 받으면 좋아진다고 생각하는 것은 환자의 나쁜 심리입니다. 이것은 큰 잘못이며 개선하지 않으면 안 됩니다. 병은 스스로 신체의 치료능력에 따라 고쳐지는 것입니다. 이것이야말로 의료의 대원칙이라는 것을 우선 확인하세요. 병은 스스로 치유되지 않으면 고칠 수 없습니다. 인생에는 병이 늘 붙어 다닙니다. 단지 병에 대해 능숙하게 밀어내도록 하세요.

'약은 평생 동안 먹는 것이 아닙니다.' 라고 말합니다. 또한 '평생 약을 드세요' 라고 말하는 의사에게는 진찰을 받지 마세요.

의사가 환자에게 설명하는 것에도 문제가 많습니다.

예를 들면, 고혈압 증상의 경우 단지 혈압이 높다는 것만으로 왜 혈압이 높아지는지 그 원인을 말해 주는 의사는 극히 드뭅니다.

본태성 고혈압 혹은 최저혈압의 숫자가 100에 가깝거나 100을 상회하는 사람은, 소변검사에서 단백질이 나오지 않아도, 신장 기능저하가 원인인 것이 90% 이상입니다.

이와 같은 증상을 가진 사람은 이 책에 쓰여 있는 신장 건강법(167P 참조)을 한번만 실행하는 것으로 혈압, 신장이 함께 정상이 됩니다.

아무리 약을 필요로 하는 증상이 있다고 해도 약은 최소한도로 먹어야 합니다. 그리고 매달 검사를 하지 말고 적어도 3개월, 6개월, 1년 간격을 두고 일반적인 혈액검사, 소변검사만 받으세요. 이 정도로 충분하다고 생각합니다.

조영제, X-Ray 등은 어지간한 증상이 없는 한 필요가 없습니다. 오히려 그 검사 때문에 급성백혈병, 혈소판감소, 재생불능성 빈혈 등 많은 질병을 만드는 결과가 됩니다. 특히 암 검사는 백해무익입니다.

발열을 무리하게 막으면 안 된다

발열은 그 사람의 증상을 보다 빠르게 탐지하고 증상을 알려 줍니다. 이만큼 훌륭한 의사는 없습니다. 신체 어디에, 언제, 무엇이 일어났는지 종횡무진으로 둘러친 레이더망은 누구도 깨닫지 못하는 사이에 몸 상태를 모두 체크하고 보고해 주는 것입니다. 그러나 발열이 생기면 소동을 피우며 의사다, 약이다 하며 부산을 떠는 사람들이 많습니다.

열을 약 등으로 무리하게 내리는 것이 환자의 병상을 악화시키는 위험한 행위가 된다는 것을 알아주세요. 이것을 어떻게 하면 좋은지 그 순서와 관찰 방법을 가르쳐 드리겠습니다.

37.5℃~38.5℃로 열이 납니다. 이것은 체내에 자리 잡고 있는 잡균의 장난입니다. 몸속에 잡균의 대번식이 시작되고 있음을 알려주고 있는 것입니다. 이 잡균은 39℃ 이상이 되면 급격하게 죽게 됩니다.

그렇기 때문에 일회성 발열이 있는 경우가 많으며 차분하게 2~3시간이 지나면 열도 내려갑니다.

어린아이에게는 지혜열, 발육열, 사춘기에는 신체변화에 따른 성장열 등이 있습니다. 인간이 성장하는 것에 가장 필요하고 소중한 열에너지의 발생, 즉 필요한 열 입니다. 이 시기에 열을 내리는 것에 따라 모든 성장이 멈추는 일도 있습니다. 이것은 평생 남는 후유증으로 두통을 동반하거나 생식선 호르몬의 분비부전으로 시작되어 여성의 경우는 특히 생리불순, 생리통, 무생리 그리고 남성의 경우에는 성불능, 무정자 또는 신경통, 류머티즘, 정신증상 등 예상도 할 수 없는 많은 질병을 갖게 됩니다.

그러므로 자녀가 열이 나도 당황하지 말고 무리하게 열을 내리지 마세요.

다음은 발열에 대해 참고 하도록 써 놓았습니다.
1. 39℃의 발열은 유효한 열입니다. 이것은 체내에 자리를 잡고 있는 잡균을 없애버리는데 중요한 발열일 경우가 많기 때문입니다.
2. 매독의 치료를 하는 경우 60만 단위의 페니실린을 사용해도 꿈쩍도 하지 않는 균이 발열치료법으로서 대장균과 파라티푸스의 살아 있는 균을 환자의 정맥에 주사하고 39℃~40℃의 발열을 일으키면 이 열로 치료가 됩니다. 이렇게 해서 발열에 의한 매독 균을 죽이는 것이 가능합니다. 이거야말로 진정한 치료인 것입니다. 일반 사람들은 이런 치료방법이 있다는 것을 너무나도 모릅니다. 또한 의사도 이러한 것을 가르쳐 주지 않습니다. 마찬가지로 보통의 발열이라도 유효한 열로 기능하고 있습니다. 다행한 일이지만 최근에는 열이 난다고 해서 무리하게 열을 내리지 않는 것이 좋다고 말하는 의사가 많아지고 있습니다.
3. 37℃~38.5℃의 발열이 있을 때 해열제를 사용하면 체내에 자리

잡고 있는 잡균이 일시적으로 가사상태가 되지만 결코 죽는 것이 아닙니다. 또다시 생기를 회복하고 난폭하게 나오는 경우가 많습니다. 이때의 잡균은 약물에 대한 면역을 가지고 있기 때문에 이번에는 두 배나 투약을 해도 효과가 없으며 질병을 길게 연장시키는 결과를 초래합니다. 이렇게 되면 끝도 없이 나빠집니다. '감기는 만병의 근원'이라든가, '작은 것이 큰 병이 된다' 라는 것은 이런 것입니다. 그렇다고 해서 열이 나면 방치 해두라는 것은 아닙니다. 중요한 것은 머리를 식히고 상태를 보는 것입니다. 이 경우 목만은 결코 차게 해서는 안 됩니다. 목에는 본노크보[21]라고 해서 후두부에 목뼈가 머리에 닿아 있어서 조금 움푹 팬 곳이 있습니다. 거기에서부터 밑으로 목이 되기 때문에 여기부터 아래는 차게 해서는 안 됩니다.

약한 미열이 올랐다고 해서 바로 병원으로 달려가는 바보 같은 행동은 삼가 해주세요. 최근 병원에서는 원내감염[22]이라는 무서운 질병이 유행하고 있을 정도입니다.

중요한 것은 자신의 가까운 근처 의사와 친밀하게 연락을 취할 수 있

---

21) 본노크보(ボンノクボ) : 뒷목덜미의 움푹 파인 곳
22) 병원 안에서 환자가 다른 병에 감염되는 일. 병원시설 및 의료기구의 오염, 의료 종사자의 보균이 원인이다.

도록 환자 스스로가 노력해야 하는 것입니다. 그리고 바른 치료를 받을 수 있도록 신경 써서 노력해야 합니다. 무엇이나 의사 말대로 따라서는 안 됩니다.

방사선을 이용하는 치료와 검사는 백해무익하다

저는 방사선을 사용한 치료나 검사에 대해서 반대입니다. 가능한 한 이러한 것을 받지 말도록 지도하고 있습니다. 이것은 다음과 같은 이유 때문입니다.

우선, 방사성물질이라는 것이 인체에 있어서 아주 무서운 것이기 때문입니다. 200종류가 넘는 방사성물질 속에 대부분은 반감기(반으로 줄어들 때까지의 시간)가 극히 짧은 것으로 스트론튬의 반감기는 28년, 세슘 137은 33년입니다. 결국 예를 들면 스트론튬을 쐬고 이것이 누적되면 그 후 28년이나 지나서야 절반으로 약해지는 방사선을 계속해서 쐬게 되는 것입니다.

스트론튬 90은 칼슘과 닮은 성질을 가지고 있어서 뼈에 부착이 쉽고 세슘 137은 근육에 작용하며 특히 유전에 영향을 미칩니다.

이것들이 방사능에 의해 암, 백혈병 등 특유의 원자병을 일으키게 됩니다. 더욱이 생식기관을 파괴하고 불임과 돌연변이의 원인이 되며 유전자를 변화시켜 그것을 자신들의 자녀에게 전달합니다.

핵분열생성물에 있어서는 우라늄 235가 분열해서, 스트론튬 90과 크세논 142로 분리됩니다.

방사능은 암에 내리쬐어 암세포를 파괴하는 것이므로 확실히 치료에 유효한 능력을 발휘하기도 합니다. 그러나 동시에 건강한 세포도 파괴합니다. 이런 무서운 방사선을 간단하게 질병을 검사하기 위해 사용하는 것은 결코 찬성할 수 없습니다. 방사선이라는 것은 원자핵분열에 의해서 나온 것이라는 사실을 명심하세요.

방사능의 최대 허용량은 어느 정도인가

현재 최대 허용량은 일반사람은 1개월에 30밀리렘 (mRem : 1986년 이전에는 뢴트겐이라는 단위였습니다.)으로 되어 있습니다. 그러나 인체에 대한 허용량이라는 것은 절대적인 안전의 척도는 아닙니다. 오히려 과학적으로 정확하게 말하면 어떤 미량이라도 그 나름으로 유해합니다. 결국 '그 정도라면 이렇다 할 변화는 보이지 않겠지'라는 불명확한 추정에 의한 양입니다.

방사능은 방사성원소의 원자핵이 자연에 방사선을 방출하면서 붕괴되는 현상입니다. 원자력발전소에서 발생하는 핵분열생성물의 일종인 방사성의 요오드 129가 방사능처리장 주변의 소나무와 토양, 해초류 등에서 보통의 100배가 넘는 농도로 축적된 것이 확인되었습니다. 방사성물질인 요오드 129는 인체에 들어오면 갑상선에 농축됩니다. 이것의 반감기는 약 1600만년이기 때문에 무서운 것입니다.

1960년에 미국과 독일에서 방사성물질인 요오드 129가 사망한 많은 일반사람의 갑상선에 농축돼 있었다는 발표가 있었지만 어느 사이엔가

이 이야기는 흐지부지 되어버렸습니다.

　현재에도 방사능이 갑상선에 들어가고 나서의 메커니즘은 불명확합니다. 미국과 독일의 데이터가 무엇을 의미하고 있는 것인지, 당시의 문헌이 없기 때문에 현재는 알 수 없습니다. 그러나 방사성물질은 해롭기만 하지 약이 될 수 없다는 것은 확실합니다. 또한 오늘날 방사성 조영제인 검사액이 아주 손쉽게 사용되고 있습니다. 한편으로 대학병원의 폐기물 처리장에서 대량의 세슘 137이 검출되었다는 보도가 자주 나옵니다. 이러한 보도를 듣게 되면 이 검사약에 의문을 갖지 않을 수 없습니다.

　이것은 본래 우라늄 235가 섞여 있지 않으면 세슘 137이 검출될 수 없기 때문입니다. 그리고 각 대학과 병원의 관리체제, 피폭에 관한 처리 방법에 의문이 생깁니다. 적어도 가이거 계수기 정도는 설치 해놓고 있어야 합니다.

　이러한 방사능에 대해서 병원 내에서는 환자의 인권과 생명 모두를 무시하고 있는 상황입니다. 환자들도 인간이라는 것을 좀 더 생각해 주길 바랍니다. 병원은 질병을 치료하는 곳이지 환자를 제조하는 공장이 아닙니다. 분명히 방사능을 취급하는 전문가의 안전기준은 월간 300밀리렘으로 일반 환자의 10배의 양입니다. 그렇다고 치료라는 명목으로 일반 환자가 방사능을 쬐여도 좋다는 말은 핑계가 되지 않습니다.

　어째서 일반 환자보다도 전문가의 허용수치가 높은가 하면 이유가 있기 때문입니다. 전문가는 방사능을 연구하려면 방사능에 노출되는 경우가 많게 되고, 거기에 상응한 급여나 제반 혜택이 많기 때문입니다. 이 때문에 10배의 허용량으로 되어 있는 것입니다.

또 하나의 이유로서 방사능이 유전자에 주는 영향의 연구가 아직 제대로 진행되지 않았기 때문입니다. 전문가의 수가 적기 때문에 일반인의 10배의 방사능을 쐬더라도 유전자에 피해가 있는지 어쩐지 바로 결론이 나지 않습니다. 말하자면 현재 전문가 자신이 모르모트가 되어 있는 것입니다.

저는 그들에게 심각한 장애가 일어날 거라고 확신하고 있습니다. 그러니 일반사람도 방사선을 쐬는 양을 줄이면 줄일수록 좋습니다. 전문가가 다량의 방사선을 쐬고 있다는 것은 일반사람이 약간 쐬어도 괜찮다는 보증은 되지 않습니다.

만약, 방사선을 쐰다고 해도 적으면 적을수록 유전인자가 파괴되는 것과 그 다음 세대에 기형을 만드는 것만큼은 줄어들기 때문입니다.

자석매트, 저주파, 전기치료 등은 위험하다

자석매트, 그 밖에 자기제품을 사용하고 있는 25~50세까지의 여성 약 80% 정도가 자궁근종, 난소낭종, 방광염 등의 증상을 가지고 있습니다. 1~2년 이상 사용하고 있는 사람은 손가락, 발가락이 변형되고 오른쪽, 왼쪽으로 구부러져 있습니다. 이 손가락, 발가락은 두 번 다시 수정이 되지 않습니다.

또한 저주파치료나 전기치료를 받고 있는 사람에게 많이 볼 수 있는 것이 말초신경마비증상, 무릎관절염, 요통 등입니다. 특히 50세 이상의 여성에게 많으며 치료기간이 7개월 이상이 되면 손가락, 발가락이 같은 방향으로 변형되고 구부러집니다.

또한 어깨의 경우(어깨 결림을 풀기 위해 저주파치료기를 사용한 경우)는 자기(목걸이를 사용한 경우)와 같은 증상을 보입니다. 팔이 뻐근하고 손가락, 발가락의 악력감퇴 등이 일어납니다. 어느 것이나 다 재기불능이 될 가능성이 있습니다. 이러한 증상이 일어나고 있지는 않나 가족이나 주변사람과 서로 확인해 보세요.

어째서 이러한 일이 일어날까요?

인간의 근육조직은 이러한 자기나 전류 등 외부에서의 자극에 대해 재빠르고 민감한 반응을 보입니다. 그러나 이러한 자극을 반복해서 받게 되면 자신의 의지로 움직이는 것이 전혀 없게 됩니다.

그러므로 저주파나 자기를 가하고 있으면 인간의 근육조직은 외부로 부터의 자극을 기다리게 됩니다. 그리고 근육이 위축되기 시작하며 굳어갑니다.

근육이 굳어져 가면 근육자체가 뼈와 같은 조직으로 변화되어 갑니다. 이렇게 신체 구석구석까지 굳어지고 발가락이나 손가락이 변형되고 말초신경이 마비되어 버립니다.

감각은 물론 구두가 벗겨지는 것도 모르며, 또한 집 안에서 픽 쓰러져 큰 상처를 입는 사람도 많이 볼 수 있습니다. 이와 같은 자석치료기나 저주파 치료기구를 방치하는 행정당국이나 의료관계자는 피해를 당한 많은 환자에 대해 중대한 과실과 상해의 책임을 져야 할 것 입니다.

의료관계자는 다시 한 번 근육조직의 연구를 철저하게 몸에 익혀야 합니다. 질병을 치료하는 것이 아니라 반대로 나빠지면 의학은 잘못된 학문이 되고 의사는 나쁜 의사가 됩니다.

또한 이러한 몸의 반응은 금속제품을 몸에 지녀도 일어납니다.

근육조직은 미약한 전류에 의해서 활동하고 있습니다. 이 전류는 몸의 표면에도 흐르고 있습니다. 그러나 몸에 금속을 지니고 있으면 마치 어스(접지)를 한 것처럼 되어 몸의 미약한 전류흐름이 이상하게 됩니다. 이것은 저주파치료나 전기치료를 하는 것과 같은 손상을 몸에 주게 됩니다.

따라서 귀걸이나 목걸이, 반지, 금속시곗줄 등 금속제품이나 금속장신구 등은 피하는 것이 좋다. 이런 것들을 착용하게 되면 여성의 경우 자궁근종이 생길 가능성이 높아진다.

'건강식품' 이라는 이름의 불량 건강식품

건강식품이 유행입니다. 그러나 이러한 제품을 먹고 있는 사람이 변비, 고혈압, 복부팽창(특히 하복부), 거친 피부, 심장질환, 손발의 부종, 코막힘, 두통, 불면증, 관절염, 담석증 등으로 괴로워하고 있는 경우가 유난히 눈에 띕니다.

이런 사례가 있습니다.

"이 건강식품을 마시면 암이 낫는다."라는 영업직원의 말을 믿고 매일 건강식품을 대량으로 복용하던 환자가 수개월 후 암이 악화되어 결국 사망하게 되었습니다.

또한 다른 50대의 주부는 당뇨병에 백내장, 관절염과 합병증을 가지고 있었기 때문에 영업사원의 권유로 Z나 G라는 건강식품을 1회량 70정을 먹었습니다. 그러나 그 결과 저혈당에 의해 쇼크사 했습니다.

오늘날 건강 보조식품 유행 때문에 오히려 병원에 실려 가는 환자의 수가 크게 증가하고 있습니다. 비타민 과잉에 의한 대장염을 일으키고 지금까지 의학에서는 생각할 수 없었던 것으로서 생리가 멈추질 않는 환자가 증가하고 있습니다.

이와 같은 어려운 문제를 떠맡게 된 의사들이 많아졌습니다.

특히 무서운 것이 비타민제입니다. 비타민제가 원인으로 신생아의 기형이 급증하고 있습니다. 현재 일본에서는 외형기형과 합치면 출생아의 30%가 어쨌든 기형을 보이고 있다고 합니다. 특히 심장, 간장, 신장에 이상이 있거나 항문이 없는 아이가 태어나는 등 많은 다양한 기형이 발생하고 있습니다. 이 대부분이 비타민제가 원인인 것입니다.

비타민제라는 것은 인간의 근육조직과 유사하기 때문에 근육조직의 잘못된 변형이 유전자 차원에서 일어납니다. 이렇게 해서 비타민과 유사한 근육조직으로 이루어진 아이가 생긴다고 한다면 어떻게 될까요. 비타민은 내장은 물론 인체를 형성하고 있는 것이 없습니다.

태어난 아이에게는 아무런 죄도 없는데 단지 부모의 부주의로 인한 비타민제 과잉섭취가 기형아를 초래하게 된 것입니다. 이 때문에 자녀

출산을 생각하고 있는 세대는 남녀를 불문하고 충분히 주의를 기울여 주세요.

이러한 경우를 제가 있는 곳에서 흔히 볼 수 있습니다. 건강식품의 오링테스트[23]를 믿고 대량의 비타민, 칼슘을 지속적으로 먹고 있던 30대 여성이 췌장암으로 사망한 것입니다. 이 분의 경우 '물에 빠진 사람은 지푸라기라도 잡는다.' 라는 속담 때문이 아니라 유명 건강식품의 감언이설에 속은 것 입니다.

환자의 심리를 이용하여 오링테스트를 한다며 매일 같이 병실을 방문하고 제품을 판매하던 유명제품의 대표는 환자의 상태가 악화되자 모습을 감춰버렸다고 합니다. 제품을 팔기 위해서는 다른 사람의 생명은 어떻게 되든 상관없다는 것이겠지요? 이 메이커의 상품을 취급하고 있던 대리점의 여성 영업사원 대부분이 자궁 수술을 했다는데 더 이상 무슨 말을 하겠습니까?

우유와 육류식품은 섭취해서는 안 된다

최근에 우리는 우유나 육류의 섭취량이 많아졌습니다. 이 섭취량의

---

[23] 엄지와 검지를 동그랗게 모아 붙인 것을 타인이 벌려 봐서 잘 떨어지나 않나를 보고 체질을 파악하는 방법. 바이디지털 오링테스트(Bi-Digital O-Ring Test)라고도 하며, 1970년대 초 미국에서 일본인 의사 오무라 오시아기(大村惠昭)가 처음 연구하여 '오무라테스트' 라고도 한다. 신빙성은 검증되지 않았다.

증가는 지금까지 영양학적으로 매우 좋은 것으로 많은 사람에게 인기가 있습니다.

그러나 이 육류에 포함되어 있는 지방과 단백질은 인간의 신체조직을 엉망진창으로 만들었습니다. 특히 지방은 피부 표면 가까이에 축적되어 인체의 피하지방층 하부로 파고들어 인체의 피부를 울퉁불퉁한 상태로 만들고 있습니다. 이것이 피부암에서 전신 암의 발생으로 연결되는 것입니다.

매끄러운 피부는 자외선을 반사할 수 있지만 울퉁불퉁해진 피부는 정면으로 자외선을 받아들입니다. 이 때문에 살갗이 노출된 채 외출하는 것이 많아진 현대사회에서는 태양의 직사광선에 의해 피부는 자외선을 보다 많이 받게 되었고 멜라노머[24] 라는 피부암이 많이 발생하고 있습니다.

육식이나 유제품을 자주 섭취하는 백인의 피부가 거칠고 게다가 피부암이 많은 것은 이런 이유 때문입니다.

이 멜라노머는 미국인의 경우에는 등에 많으며 일본인에게는 다리 뒤편에 많은데 콩이나 생선 눈처럼 작은 크기에서 시작됩니다.

이 암은 서툴게 절개하면 림프에 들어가서 폐로 전이하는 예가 많으

---

[24] 멜라노머(melanoma) : 악성 흑생종(黑色腫). 멜라닌 색소가 존재하는 세포에서 발생하는 피부암

며 사망확률이 높은 편입니다.

또한 우유는 칼슘이 다량으로 함유되어 있기 때문에 소화가 되지 않고 인체의 뼈 속에서 칼슘을 끌어내어 배설시킵니다. 이 때문에 뼈가 골절되기 쉽고 변형하기 쉬우며 연골상태가 됩니다.

더욱이 고기와 우유는 저항력이 없어진 신체에는 편안하게 암을 유발시키는 최고의 조건을 만듭니다. 동시에 고기 속에 포함되어 있는 혈액은 인체에서 알레르기를 일으키는 원인이 됩니다.

게다가 동양인에게는 우유를 소화시키는 효소인 락타아제가 소량밖에 없기 때문에 이 효소는 우유를 제대로 소화시켜 주지 못합니다.

어패류에 포함되어 있는 자연 칼슘과 철분, 비타민B2는 육류의 3배에서 7배나 있는 것을 참고해 주세요.

주스와 드링크제의 '독(毒)'

연간 1만 명이 넘는 신장투석환자가 증가하고 있습니다. 그 원인의 첫 번째로 들 수 있는 것이 주스(병, 캔, 팩에 넣은 스포츠음료 등)나 드링크제(비타민, 영양, 건강, 생약을 넣은 드링크제 등) 속에 함유되어 있는 합성화학물질입니다. 이 합성물질은 체내에 들어오면 신장의 벽에 부착해서 몸 밖으로 배출이 거의 불가능하고 그 때문에 신장 기능을 저하시키고 결국에는 불능이 되는 아주 무서운 식품입니다.

그러면 어떻게 하면 좋을까…, 마시지 않는 것이 좋으며 마시면 죽는다고 말해 놓는 것이 나을 것입니다.

비타민 E, 비타민C의 과다 섭취는 위험

인체가 가장 필요로 하는 것은 음식물의 소화를 도와주는 것입니다. 그것이 무엇이냐 하면 인체의 장속에 살고 있는 잡균입니다.

이 잡균이 먹은 음식에 붙어서 열심히 먹은 음식을 잘게 부수어 소화를 도와주고 있습니다. 그러나 비타민E나 비타민C를 과다 섭취하면 이 잡균이 죽어버리기 때문에 소화가 되지 않습니다. 이것을 비타민E나 비타민C 과잉증이라고 말하며 아주 위험한 것입니다.

비타민E나 비타민C는 마른멸치 등 건어물의 곰팡이 방지제로 사용되고 있으며 곰팡이 균을 죽일 정도라면 암에도 효과가 있다고 말하는 바보가 있습니다. 인간의 생체는 이렇게 과도하게 잘못된 행동에 의해 스스로 생명을 단축시키고 있는 것입니다.

칼슘, 철분, 마그네슘의 과잉섭취는 극히 위험하다

'백해무익'이라는 속담이 있습니다. 칼슘의 과잉섭취는 정말로 그렇습니다. 왜 그럴까요? 인체는 걷는 것, 단련하는 데에 따라서 근육을 만들고 칼슘을 만들 수 있는 것입니다. 인체의 조직은 인간이 생각할 정도로 어리석지 않습니다. 최근 몇 년 동안에 학생이나 운동선수의 심장장애, 심장비대, 심장의 두근거림, 숨이 참, 골절, 운동 중의 사망사고가 두드러지고 있습니다. 이 사람들을 조사하면 다량의 우유와 칼슘이 들어간 프로테인(단백질)이라는 것을 마시고 있는 것을 알 수 있었습니다. 이것과 마찬가지로 돈을 지불하고 자녀의 생명을 단축하고 있는 부모나 선생님이 있다고까지 말할 수 있는 무서운 이야기입니다. 어리석게 하나밖에 모르는 일입니다. 인체라는 것은 그 정도로 단순하지 않다는 것을 인지해 주세요.

또한 철분이 들어갔다거나 마그네슘을 넣은 음식이 건강에 좋다는 선전을 보지만 이 철과 마그네슘이 체내에 들어오면 어떤 것이 될까요?

인체의 근육이 가동하기 위해서 저주파의 전기가 전신에 보내지고 있는 것은 앞에서 말했지만 금속인 철분이나 마그네슘이 체내에 들어오면 저주파 전기가 자석의 역할을 하고 누전이나 방전을 일으키기 때문에 체온의 조절이 불가능하게 되는 것입니다. 그 때문에 신체가 극도로 차가워진다거나 나일론계의 속옷을 입으면 가볍게 걸을 수 있지만 반대로 면으로 된 속옷을 입으면 몸이 무겁고 몸 상태도 나쁘다고 호소하는 환자도 있습니다. 이것은 옷을 입으면서 일어나는 정전기가 체내에 있는 철과 자기가 주고받기를 하여 결국 자석 매트를 몸에 지니고 걷는 것과 같은 결과를 만들기 때문입니다.

영양학은 오류투성이

이 책의 내용을 잘 읽고 오류투성이의 영양학에서 벗어나세요.

2차대전 직후 식량난 시대에 어느 고명한 의학박사에 의해 탈지분유(우유에는 영양이 있다는 이유로)를 기아로 고통 받고 있는 사람들을 위해, 급식을 할 수 없는 아이들을 구하기 위한 수단으로 탈지분유를 학교에 도입했습니다.

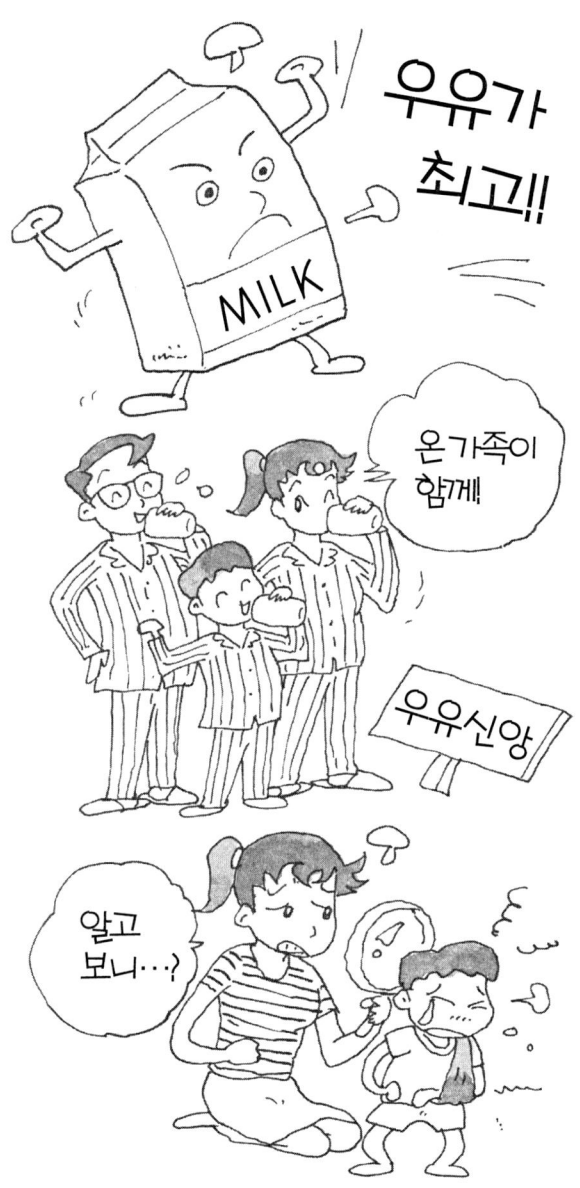

이것은 우리가 우유를 마시기 시작한 역사가 그리 오래지않아 불과 50년이 채 못 됩니다. 그동안 우유나 유제품이 마치 신앙처럼 전국에 퍼지게 되었습니다.

그러나 이것과 동시에 아토피성 피부염, 알레르기, 비만, 고혈압, 심장 질환, 뇌 혈전, 암, 신장병, 당뇨병환자가 매년 증가하고 오늘날에는 사망률의 최고가 암, 다음으로 심장병, 뇌출혈에 의한 사망이 3위입니다.

그 원인은 무엇일까, 첫 번째 우유, 유제품에 함유된 칼슘과 지방에 있다고 말해도 과언이 아닙니다. 다음은 현대의 영양학이 얼마나 잘못 되었는지의 증명입니다.

1. 인간의 체세포는 거부반응이 특히 강하다는 것을 알아주세요.
2. 동양인에게는 우유나 유제품을 소화하는 효소인 락타아제가 대장 속에 아주 소량밖에 없습니다.(약 2세까지 밖에 왕성하게 분비되지 않습니다.) 그 때문에 많은 소화되지 않은 음식물이 체내에 가득 차있으며 산화를 방해하고 질병을 일으키는 원인의 하나가 되고 있습니다.
3. 우유나 유제품에는 인이 적기 때문에 모처럼 체내에 칼슘을 보내도 칼슘을 결합하고 뼈가 될 가능성이 적으며 반대로 인체의 뼈 속에서 칼슘을 끌어냅니다. 칼슘이 인체의 뼈에 들어가려고 할 때는 이미 배설되었기 때문에 인체에서 끌어낸 칼슘은 감소하기만 하여 뼈는 부러지기 쉽고 저항력이 없는 수세미처럼 바람이 들어간 뼈가 됩니다. 동시에 체내에 가득 차 있는 칼슘은 혈관 속을 흘

러 다니며 심장의 근육에 붙어서 근육을 응고시키고 심장장애나 심장비대, 부정맥 등을 일으키는 원인이 됩니다.

그 밖에 뇌의 혈관을 메워서 뇌 혈전, 고혈압, 그리고 뇌출혈의 원인도 됩니다. 현재 병원에서 주는 이것들의 치료약 속에는 칼슘의 길항[25]제가 있을 정도입니다. 이것은 칼슘에 의해서 응고되는 심장근육을 부드럽게 하기 위해 칼슘의 활동을 방해하는 것입니다. 가장 부작용이 강하고 위 불쾌감, 식욕감퇴, 위병, 소화불량 등을 일으키지만 이 약을 먹어서 심장장애의 개선을 볼 수 있다는 보도는 한 번도 들어 본 적이 없습니다.

너무나 무서운 약의 부작용

오늘날 일본에서 판매되고 있는 의약품은 3만 1천종에 이르며 그 약품 속에 시판되고 있는 것이 1만 6천종을 넘고 있다고 합니다. 그리고 이 약품 속에 가장 무서운 것은 2만 4천~2만 5천종은 큰 부작용이 있다는 것이 판명되었습니다.

또한 함께 투여하면 죽는 경우도 있다고 합니다. 최근 보건당국이 이

---

[25] 길항작용(拮抗作用, antagonism)은 생물체 내의 현상에서 두 개의 요인이 동시에 작용할 때 서로 그 효과를 상쇄하는 것이다. 이렇게 해서 몸의 항상성을 유지한다. 생물체 내의 상쇄작용이다.

제야 겨우 약에 의한 부작용의 보고체제를 갖추려고 연구반을 마련하고 검토를 시작하고 있습니다만 효과를 그다지 올리지 못하고 있습니다.

제 주변에서 부작용 증상이 확인된 것을 소개합니다.
1. 당뇨병 약을 먹고 있는 사람에게 진정제를 투여하면 저혈당을 일으키고 발작강직, 심부전을 일으킬 수 있다.
2. 감기약을 먹고 있는 사람(특히 항생물질을 포함)에게 위장약을 투여하면 약 속에 함유된 마그네슘, 알루미늄 등이 테트라사이클린[26] 계의 약과 화학변화를 일으키며 약효가 없어지는 동시에 부작용을 일으킨다.
3. 안과질환의 환자가 안약이나 정신 안정제를 먹으면 눈이 빨리 악화된다.
4. 고혈압 약을 먹고 있는 사람에게 안과약과 안정제를 투여하면 약이 너무 잘 들어서 저혈압, 현기증, 심부전 등이 발생한다.
5. 그 밖에 고혈압, 심장병 약(특히 강심제)을 먹고 있는 사람은 우유, 우유제품, 칼슘제를 먹지 않도록 해야 합니다. 이 약 속에는 세계에서도 인정받지 못한 '유비데카레논[27]' (약품명)이라는 약이 들어 있

---

[26] 테트라사이클린(Tetracycline) : 많은 세균성 감염을 막는 데 사용되는 스트렙토마이신(Streptomyces)에 의해 생산되는 항생물질로서 1950년대 초에 개발되었다. 주로 여드름 치료에 사용된다.

습니다. 이 유비데카레논은 체내에 들어가면 아주 빠르게 칼슘과 결합해서 디기탈리스[28] 중독을 일으키고 질병을 악화시킴과 동시에 합병증을 유발하여 재기불능이 됩니다. 뇌의 기능저하(치매에 빨리 걸린다)를 일으키는 가장 좋은 시험약이기도 합니다.

6. 부정맥을 진정시키는 약 프로논[29]은 부작용이 많고 이 약을 먹어도 다수의 사망자가 나오고 있습니다. 이 약은 현재 일본에서는 12만 명에게 투여되고 있습니다.

그 밖에도 약의 부작용은 셀 수 없을 정도입니다. 아무쪼록 주의하시기 바랍니다.

---

27) 유비데카레논(Ubidecarenone) : 황색의 분말이 든 황색의 경질캡슐제로 울혈성심부전(경증-중등도)에 사용한다.
28) 디기칼리스(Digitalis) : 생약(生藥)에서 잎을 말려 강심제나 이뇨제로 쓴다. 불쾌한 맛이 나며 매우 쓰다. 양방에서는 강심제·이뇨약으로 유명하다.
29) 헥사지논은 트리아진(Triazine)이 주성분인 살목, 살초용 약제로서 미국의 듀폰(Dupont) 사에서 개발 보급되었다. 약제의 제형은 액제와 입제로 생산되며 성분함량은 액제가 25%, 입제가 5%이고, 입제는 벨파(Velpar), 또는 프로논(Pronone) 이라는 상표명으로 판매되고 있다.

Part 1 | 경이로운 〈야채수프〉의 효과

3장
'죽음의 늪에서의 생환' 한 2,500명의 증언

"암으로 점점 야위어 가던 회사 대표였던 친구가 〈야채수프〉 덕분으로 암을 극복하고 현재에도 일선에서 열심히 활약하고 있습니다. 그 밖에도 다테이시 카즈 선생님의 건강지도를 받은 2,500명의 환자가 경이적으로 회복하는 것을 보았습니다!"

이렇게 말해 준 것은 가가미하라시(各務原市)에 회사를 갖고 있으며 중일본 다이캐스팅 회장 고토우 아키토시(五島昭壽)입니다. 여기에 감히 소개한 것은 〈야채수프〉가 실제로 어떤 것인가 여러분에게 알려주기 위해 체험하신 분들의 '증언'이 좋겠다고 생각했기 때문입니다.

고토우씨 자신은 "〈야채수프〉에 의해서 죽음의 늪에서 생환했다"라는 사람은 아닙니다. 그러나 인연이 있던 고토우 회장을 우연히 만난 것이 나의 세계를 넓히게 되었습니다.

나와 고토우씨와의 만남을 포함해서 우선 그 자신의 이야기를 들어 볼까요?

'생존 가능성 0.5%'에서 부활하다

3년 전에 어떤 회사의 사장인 친구가 위 수술을 했는데 약 반년 후에 병이 회복되어 출근하게 되었습니다. 업무와 관련이 있어서 한 달에 한 번정도씩 만나고 있었지만 점점 말라갔습니다. 그리고 안색이 나빠져 갔습니다.

너무나 이상해서 부인에게 물어보았더니 위암으로 고작해야 1년 정도 남았다는 판정을 받았다는 것입니다. "아, 그래서 그렇게 안색이 점점 나빠지기만 한 건가?" 하며 오랜 친구였기 때문에 마음이 아팠습니다.

그러나 수술을 담당한 의사가 나의 주치의였기 때문에 달리 더 알아볼 곳도 없었습니다. 이러한 일로 걱정을 하고 있던 때에 클럽에서 술을 마시고 있었는데 그곳의 여자 종업원이 '암을 치료하는 〈야채수프〉가 있다'라고 말하는 것을 듣게 되었습니다.

그런데 그 종업원은 그 발명자 선생님이 어디의 누구인지는 모른다고 했습니다. 이미 그 밖에 달리 의지할 때도 없는 마음이었기 때문에 그 인물을 찾아야겠다고 마음먹었습니다. 그러나 이름도 모르고 주소도 몰랐습니다. 전화번호도 몰랐기 때문에 쓸데없는 일이라는 생각이 들게 되었습니다.

미용실에 정보망을 배치하였습니다. 왜 미용실에 정보망을 배치했냐하면 클럽에 근무하고 있는 여성에게 들었기 때문에 마찬가지로 다른 누군가 그 선생님에 대해서 알고 있는 사람이 나타날 것이라고 예상

했기 때문입니다.

정보망을 친지 20일 후 〈야채수프〉 선생님의 전화번호만을 알게 되었습니다. 그리고 만난 것이 다테이시 선생님이었습니다.

그리고 먼저 친구 병상을 말하고 한번 봐 주실 것을 부탁드렸습니다. 다테이시 선생님의 진단은 보통 암치료법으로는 0.5%도 살아날 가능성이 없다고 말씀하셨습니다. 거의 100% 죽는다는 것입니다.

"그래도 선생님 나을 방법이 있겠지요?"라고 묻자 "〈야채수프〉를 착실하게 규칙적으로 마시면 낫겠지요."라고 말했습니다.

그 친구는 열심히 〈야채수프〉를 먹었습니다. 그로부터 정확히 3년이 지났습니다. 그는 지금도 아주 건강하게 회사를 운영하고 있습니다.

이런 일이 있고 나서 이만큼 병이 나았기 때문에 세상을 위해, 사람을 위해서 라는 마음도 있었으며 다소 자원봉사 정신도 마음 한 구석에 있어서 매월 제 회사로 선생님을 모시고 와서 건강상담회를 하기로 했습니다.

정확히 3년 지났습니다. 약 2,500명의 몸이 아픈 분을 저희 회사에서 도움을 주게 되었습니다. 다테이시 선생님은 지금까지 큐슈(九州)에서 홋카이도(北海道)까지 거의 매일 어딘가에서 건강 상담을 하고 계셨습니다.

다테이시 선생님은 정말로 사심 없이 인간의 생명을 구해주는 것에 보람을 느끼고 있었으며 특히 지도한다는 마음으로 일에 임하고 계셨습니다.

최근에는 건강잡지에 〈야채수프〉가 자주 게재되고 있습니다. 여러 실제 사례가 실리고 있지만 만드는 방법에 대해서는 의문과 걱정도 있습니다.

선생님은 그 자신이 낸 책자 『생명의 은총으로의 초대』에도 나와 있지만 핵심을 잘못 파악하면 큰일 납니다.

오랜 기간 〈야채수프〉와 연관이 있던 나의 의견으로는 선생님이 출간한 책자 『생명의 은총으로의 초대』를 읽는 것만큼 마시는 것보다도 반드시 한번 선생님의 '건강 상담'을 받아야한다고 생각합니다. 지금도 〈야채수프〉를 만드는 방법이 나와 있는 책자만 달라고 하는 사람이 의외로 많았지만 나는 선생님의 충고를 받고 선생님의 지도에 따라서 복용할 것을 말씀드립니다.

역시 건강에 관한 것이기 때문에 잘못된 것이 있으면 큰일이기 때문입니다.

이러한 고토우씨의 활동은 나에게 있어서 얼마나 기쁜지 말로 다할 수 없습니다.

본 장의 '증언'에 대해서도 그에게 선정의 도움을 받았습니다.

여하튼 고토우씨의 회사에서 만난 사람만 2,500명. 내가 전국에서 건강 상담을 한 분은 모두 합치면 족히 만 명의 단위는 될 것입니다. 전부를 소개할 수 없기 때문에 우선 질병의 유무에 관계없이 인품이 알려진 저명인사들에게 〈야채수프〉와의 관계를 말하기로 했습니다.

그리고 다음에 "죽음의 수렁에게 생환했다"라는 분등 질병 사례마다 대표적인 분들에게 증언을 부탁했습니다.

자 여러분 각각의 이야기를 소개 하겠습니다.

◉ 〈야채수프〉의 훌륭한 효과에 놀랐습니다

- 쿠사야나기 다이조우 : 평론가

〈야채수프〉와의 만남은 3년 전으로 거슬러 올라갑니다.

당시 나는 10년간 계속하고 있던 빨리 걷기를 하고 있었으며 건강에는 자신이 있었습니다. 한 달에 100km나 걷고 있었기 때문에 몸도 단단했습니다.

그러나 그날은 원고 집필로 철야를 한 뒤 1시간 반 강연을 마치고 기력이 떨어졌어요. 15년간 친구였던 고토우 아키토시는 내가 걸어오는 것을 보고 "피곤한 것 같은데. 발걸음이 불안해 보여"라고 지적해 주었습니다.

그리고 '다테이시 선생님이 고안한 〈야채수프〉를 마시도록' 권해 주었습니다. 고토우는 그 친구인 실업가가 〈야채수프〉로 말기 암에서 생환한 일도 있어서 그 효과에 자신이 있다고 생각했습니다.

무, 당근, 우엉 이라는 근채류는 흙 속의 박테리아를 흡수한 영양가 높은 채소이기 때문에 '상당히 흥미로운 사고방식이네' 라고 생각하며 해 봐야겠다는 마음이 들었습니다.

며칠 후 고토우가 다테이시 선생님에게 데리고 가 주었습니다. 선생님은 나의 손톱과 무릎을 잠시 본 것만으로 자각증상이 없던 고장 난 여러 곳을 열거했습니다. 오른쪽 귀의 난청, 오른쪽 눈의 백내장, 간 부전, 당뇨병 등입니다. 생각해 보면 나도 나이가 있어 여기 저기 삐꺽댄다고 해도 놀랄 것도 없었습니다.

빨리 걷기만으로 몸의 전 기관을 건강하게 유지하는 것은 무리입니다. 노화가 진행되고 피로가 축적되고 있으니 당연한 일입니다. 우선 3개월간 성심성의껏 〈야채수프〉를 마시기로 했습니다. 아침에 2홉, 귀가 후에 3홉의 비율이었습니다. 취재장소나 강연하는 곳에도 보온병에 넣어서 가지고 갔습니다. 또한 지시대로 우유, 버터, 치즈, 고기는 먹지 않았습니다. 처음에는 소변이 자주 마려워 곤란했지만 그것도 1주일 만에 평상시로 돌아왔습니다.

1개월 후에는 효과가 느껴졌습니다. 체중이 2~3kg 정도 줄고 피부에 광택이 났습니다. 이와 관련하여 〈야채수프〉를 마시고 있는 사람은 보면 곧 알겠어요. 밑에서 빛이 비추는 것처럼 얼굴에 광택이 나고 몸이 탄탄해요. 나는 백발백중 〈야채수프〉 애호가는 구분할 수 있습니다.

3개월 후 다테이시 선생님을 만났을 때에는 나의 걸음을 본 것만으로 선생님은 "쿠사야나기(草柳)씨 이제 좋아졌습니다. 아주 깨끗한 걸음걸이가 됐네요. 지난번에 지적한 고장 난 곳은 좋아졌습니다."라고 말씀하셨습니다. 기뻤습니다.

"이젠 매일 마시지 마세요. 걷기도 계속하세요."라는 선생님의 말을 듣고 이 사람은 진짜로 병을 고치는 사람이라고 확신했습니다. 세상에 허다하게 많은 건강법을 설명하는 사람들은 대개가 다른 건강법에 대해 트집을 잡는 것이 통례인 것입니다.

세상은 바야흐로 건강 붐이지만 건강한 60세의 사람이 검사에서 30대의 몸이라고 했다며 자랑하곤 합니다만 이것은 잘못된 것이 아닐까요? 나는 올해로 70세이지만 70세에는 70세의 건강이 있는 것이 아닐까요? 그 나이 나름의 건강함이 있는 거예요. 아무리 〈야채수프〉를 먹어도 100m을 12초에 달릴 수는 없어요. 그러나 100m을 20초 걸렸다고 해도 완주할 수 있는 체력을 가지고 있으면 되지 않을까요?

자신 스스로 자신의 몸을 다듬어서 나이에 맞게 몸을 유지하는 것은 일종의 쾌감이예요. 빨리 걷기를 한 후 매우 기분이 좋습니다. 자신의 몸을 자신 스스로 파악하고 있다는 쾌감입니다. 지방에 갔을 때는 그 지역의 강이나 바닷가를 걷는 것이 즐거움이지만 20분 정도 걷고 있으면 이상하게 어디나 강 또는 바다에서 달콤한 냄새가 납니다. 혈류가 좋아져서 일까요, 몸의 감각기관, 즉 센서의 감도가 좋아졌기 때문이겠죠. 〈야채수프〉의 효과도 있다고 생각합니다.

〈야채수프〉의 효과에 확신을 가지고 있기 때문에 여러 사람에게 권유했습니다만 계속하는 사람과 그렇지 않은 사람이 있어요. 계속하지 않는 사람은 바쁘다거나 맛이 없다거나 냄새가 난다거나 받아들일 수 없다는 여러 가지 핑계를 늘어놓습니다. 다른 건강식품을 소개해도 절대로 하지 않을 것입니다. 그 점에 있어서 계속하는 사람은 묵묵히 계속합니다. 자연지향의 사람이 많은 것 같습니다.

어떤 여성의 아버지가 요독증[30]으로 위험한 상태가 되어 그 여성에게 〈야채수프〉를 소개한 적이 있습니다. 그녀는 도시에서는 손에 넣기 힘든 무의 잎과 햇볕에 말린 표고버섯을 도쿄시내에서 찾아 다녀서 구입하고 최소한 가능한 것은 모두 하겠다는 각오로 아버지에게 〈야채수프〉를 먹였다고 합니다. 지난번 그녀를 만날 기회가 있었습니다만 "선생님 덕분에 아버지가 좋아 졌습니다. 매일 산보도 하고 있으며 가끔은 정원 손질도 가능하답니다."라며 권유한 보람이 있어 둘이서 함께 기뻐했었습니다.

〈야채수프〉를 마시기 시작하고 술과 멀어지게 되었습니다. 또한 마셔도 심하게 취하지는 않습니다. 카미씨도 마시고 있습니다. 컨디션이 좋아 보여요. 감기도 걸리지 않습니다. 지금까지도 계속 마시고 있습니다. 몸 전체에 항상 시원한 바람이 불고 있는 것 같으며 이 쾌감은 잊을 수 없습니다.

---

30) 요독증 : 신장의 기능 장애로 몸 안의 노폐물이 오줌으로 빠져나오지 못하고 피 속에 들어가 중독을 일으키는 병증. 구토, 현기증, 두통, 시력 감퇴, 전신 경련 따위의 증상이 나타나고 말기에는 혼수상태에 빠진다.

〈야채수프〉는 단순한 건강법이 아닌 명백한 약이예요

— 아가즈카 후지오씨 : 만화가

나는 그야말로 많은 질병을 달고 사는 형편이었습니다. 간장, 신장, 전립선 등 내장은 이미 거의 병들었다고 말해도 좋을 정도였어요. 특히 간장 등은 심각했습니다. 5~6년 사이에 7~8회 입원했습니다. 간경변증 직전까지 갔기 때문입니다. 작년에도 2~3회 대학병원에 입원했지만 3월에 퇴원한 후 마침 5월경이었다고 생각합니다. 지인의 소개로 〈야채수프〉와 우연히 만났고 그때부터 즐겨 마시고 있습니다. 하루에 3회, 아침, 점심, 저녁으로 마시고 있습니다. 창시자 다테이시 선생님도 3번이나 만났습니다. 선생님은 잠깐 본 것만으로 순식간에 증상을 맞추는 거예요. 정말로 놀랐습니다. 그래서 선생님의 가르침대로 〈야채수프〉를 마셨습니다.

〈야채수프〉는 직접 만들고 있습니다. 완전히 다테이시 방식입니다. 하루에 마시는 것은 0.6ℓ 정도 될 겁니다. 무 잎 같은 것도 생협에서 구매하거나 시골에서 주문해서 받거나 하고 있습니다. 3일분 정도 만들어서 유리용기에 보관합니다.

시작하고 3일째 정도부터 이미 뭔가 좋아지는 느낌이 들었습니다. 상쾌한 느낌이었습니다. 식욕도 생겼습니다. 지금까지 여기저기 아팠지만 1개월 정도부터는 그것도 없어졌습니다. 지금은 건강한 몸으로 완전히 바뀌었습니다. 피부에 탄력도 돌아왔고 어떤 질병에도 걸리지 않습니다. 아침에도 일찍 일어나게 되었습니다. 수면시간도 짧아 졌습니다. 나는 지금도 매일 술을 마시고 있지만 이전과 틀려서 아무리 마셔도 3~4시간 수면이면 충분합니다. 다만 술을 마시면 그만 〈야채수프〉 마시는 것을 잊어버리는 때가 있어서 1주일 정도 마시지 않게 되면 그 순간 몸이 나빠지는 거예요.

지금은 전면적으로 다테이시 선생님의 지시를 따르고 있습니다. 기존에 식사는 일반적으로 먹었습니다만 지금은 다테이시 식으로 모두 바꿨습니다. 라면도 전혀 먹지 않습니다. 철저하게 하고 있습니다. 이러한 것은 철저히 하지 않으면 의미가 없습니다. 식사 습관을 바꾸고 나서 조금 지나자 반대로 그런 것은 먹고 싶지 않게 되었습니다. 술, 담배는 끊을 수 없기 때문에 계속하고 있습니다. 끊을 수 없다면 술은 적당히 마시라고 다테이시 선생님께서도 말씀하셨고요.

한마디 하고 싶은데요, 〈야채수프〉는 단순한 건강법이 아니고 명백한 약입니다. 법률이 어떻게 되어 있는지 모르겠습니다만 그렇게 말할 수 있어요.

저처럼 여기저기 심각하게 되면 약도 한번에 20정 정도이며 찻잔 한잔 가득한 양입니다. 그러나 〈야채수프〉를 시작하고 나서 모두 중단했습니다. 그때까지 먹고 있던 비타민제도 전부 중단했습니다. 다테이시 선생님의 말씀대로 했습니다. 스스로 프라이팬에 볶아서 만든 현미차도 마시고 있습니다. 또한 이제 선생님이 정한 기간이 지났기 때문에 그만두었지만 이전에는 다테이시 선생님의 말대로 소변도 먹었습니다.

다테이시 선생님의 주장을 처음부터 전부 믿지는 않았으며 지금도 100% 믿고 있는 것은 아니지만 말한 대로 해 보면 모두가 잘 진행돼 가요. 나 자신의 몸이기도 하고 적어도 손해는 아니니까요. 질병을 고치고 싶다는 강한 소망이 있었기 때문입니다. 여하튼 만병통치약은 아닐지 몰라도 그래도 좋아지면 멋진 일이잖아요. 체질을 바꾸는 것이 중요한 일입니다.

다테이시 선생님이 말하고 있는 것도 결국 "옛날의 생활로 돌아가라"라고 말하고 있는 것이 아닐까요? 자신의 몸속에 힘을 만들자는 것이겠지요.

나는 예전에 허약한 몸이었기 때문에 건강법이나 유행했던 건강식품 전부라고 말해도 좋을 정도로 먹어 보았습니다. 돈도 꽤 많이 들었습니다. 어느 정도 썼는지 모르지만 상당한 금액입니다. 건강법이라고 하면 우리의 약점을 이용해서 터무니없는 요금을 지불한 적도 많이 있습니다. 그러나 결국 어느 것도 그다지 효과가 없었고 오래 계속할 수 없었습니다. 〈야채수프〉만이 이렇게 효과가 있어서 오래 계속하고 있는 것입니다. 다른 사람에게 권하는 것은 별로 하지 않았습니다. 그러나 주위에서 여러 가지 사례를 봤습니다.

지인 중에 생리가 끝난 아주머니가 〈야채수프〉를 먹기 시작했더니 다시 생리가 시작되었다고 하는 사람도 있으며 헤어진 전 아내는 말기 자궁암으로 살수 없다고 했지만 기적적으로 다시 살아났습니다.(14P 참조) 에모리씨의 경우 나도 지난번 대학병원을 퇴원할 때에 6개월 후에 X레이 검사하러 오라고 했지만 가지 않았습니다. 다테이시 선생님에 의하면 방사선은 나쁘다고 했기 때문입니다. 2년간 갈 계획이 없습니다. 지금은 일반 병원에는 전혀 갈 마음이 없습니다.

술을 먹어도 숙취가 없어졌어요

– 마에다 타케히코씨 : TV사회자

특별히 몸이 약한 것은 아니지만 나이를 먹어 가면서 여러 가지 건강에 신경을 쓰게 되었습니다. 건강은 잃고 나서야 비로소 소중함을 알게 되는 것입니다.

5년 전부터 당뇨를 앓았습니다. 대단하지는 않지만 그 후 부터는 식사제한 등을 하고 있으며 월 1회 계속적으로 검사하고 있습니다.

2년 전에 간염에 걸렸지만 사실은 먹는 약에 의한 부작용이었습니다. 그래서 조금 약 공포증이 생겼습니다. 그래도 아직까지는 서양의학을 신뢰하고 있지만 너무나 약에 의존하는 것도 어쩐지 미심쩍었습니다.

건강법에 대해 유행한 것은 여러 가지 시도해 보았습니다. 그러나 제가 건강법 마니아도 아니고 너무 신경과민해지는 것도 어리석게 여겨져 장기간 계속한 적은 없었습니다. 식사 때는 우유를 빼먹지 않고 마셨습니다. 매일 저녁식사 때에 컵으로 2잔 정도는 마셨습니다. 그리고 가능한 한 걸어 다니려고 노력했습니다.

3년 전에 영화 촬영으로 미쿠니 렌타로우씨와 함께 지냈을 때〈야채수프〉를 소개받았습니다. 미쿠니씨는 이야기를 과장되게 하는 사람이 아니기 때문에 설득력이 있었어요. 그래서 나도 시도해 볼까? 하고 생각했습니다.

그 이후 매일 아침식사 전에 컵으로 1잔씩 빠뜨리지 않고 마시고 있습니다. 여행을 갈 때도 포트에 넣어서 가지고 갔습니다. 맛있지는 않았지만 맛없지도 않았습니다.

만드는 것은 한 주에 한 번 정도였어요. 재료를 흙만 털어내고 유리 냄비로 삶았습니다. 남은 채소는 뭐든 요리를 해서 먹었고 여분의 〈야채수프〉는 냉장고에 보관했습니다.

재료의 조건은 자연 재배한 것으로 제한했기 때문에 근처의 유기농 채소가게에서 구입했습니다. 흙하고 잎이 붙어 있는 무도 있었어요. 〈야채수프〉를 먹고 나면 컨디션이 좋아지는 것을 느낄 수 있었습니다.

술을 먹어도 숙취가 없어지는데 이것을 효과라고 말해도 좋은지 모르겠습니다. 꾸준히 먹고 있는 이유는 먹고 있는 동안에 습관이 되어 버렸기 때문입니다. 수고하는 시간은 들지만 아내가 나의 건강을 염려해서 잘 해주고 있습니다.

〈야채수프〉를 다른 사람에게 소개하는 것은 특별히 하지 않았습니다. 단지 지금 나는 TV도쿄의 '건강당본점'이라는 프로의 고정출연자로 이 〈야채수프〉를 그 속에서 소개하자 시청자들의 호응이 상당히 있었습니다. 편지가 20~30통 왔습니다. 잡지 등에도 소개되고 있어 시중에 유행하고 있는 것 같습니다.

🌀 쿠로야나기 테츠꼬,
　타카마도 노미야히 폐하에게도 권했습니다

- 구보다 잇치쿠씨 : 염색공예가

나는 옛날부터 건강해서 의사에게 진찰을 받은 적이 없을 정도였습니다. 약이라는 것은 질병에 어느 정도 효과가 있을지도 모르겠지만 몸에는 좋지 않다고 생각하고 있었거든요. 영양제나 비타민제, 건강식품 등 일절 먹어본 적이 없었습니다.

그런데 2년 전에 오키나와에서 감기에 걸린 적이 있었어요. 평상시 건강했던 만큼 조금 열이 나자 주위 사람들이 큰 걱정을 하게 되었습니다. 그곳에서 병원에 갔었지만 병원의 간호사가 마침 저의 팬이었습니다. 그녀가 나의 몸 상태를 걱정해 주었어요. 감기 검사를 하는 사이에 간단하게 다른 검사도 해 보자며 권하는 것입니다. 들어보니 금방 끝나는데다가 이왕 왔으니까 병원 검사를 받아보기로 했습니다. 그러자 심장에 가벼운 발작이 있는 것과 소변에 당뇨가 있다는 것을 알게 되었습니다. 특히 자각증상이 없었기 때문에 이 나이가 되면 여러 곳이 아픈 것이로구나 하며 그 때 처음으로 나 자신의 건강에 대해서 생각하게 되었습니다.

주위로부터 이제는 나이도 들었으니 주치의를 만들라고 하더군요. 그래서 어떻게 할까 하고 생각하고 있을 때에 내 제자의 남편으로 친하게 지내는 사람이 있었는데, 그 사람에게서 다테이시 선생님이라는 훌륭한 분이 있다는 것을 들었습니다. 그 분은 예전부터 다테이시 선생님과 알고 지냈다고 하며 또한 그 지인은 나도 평상시부터 신뢰하고 있는 분이었기 때문에 그러면 나에게도 꼭 소개해 줄 것을 부탁해서 선생님을 만나 뵙게 되었습니다.

아내와 제자 이렇게 3명이서 다테이시 선생님을 찾아 갔습니다만 선생님은 잠깐 손을 보는 것만으로 전부 아는 것입니다. 심장과 당뇨도 포함해서 7가지의 질환을 지적했습니다. 무엇보다도 놀란 것은 아내는 예전에 귀 질환으로 병원에 입원한 적이 있습니다만 그것을 딱 맞추는 것입니다.

그래서 이 선생님은 굉장한데 하고 감복했습니다. 선생님과 만난 것은 결국 2년 전 그 때 단 한번뿐이었지만 가르쳐 주신 〈야채수프〉를 그때부터 매일 마시고 있습니다.

한 번에 컵 15잔 정도를 만들어서 유리병에 담아 랩을 씌워서 냉장고에 보관합니다. 매일 5컵 정도는 마시기 때문에 3일분 정도 되는 것이죠. 나보다 제자가 열심히 먹었으며 떨어지기라도 하면 큰 난리였습니다.

정말로 그 효과는 훌륭합니다. 나는 특별히 병에 걸렸던 적이 없기 때문에 투병 이야기는 없지만 이미 굉장한 효과를 몸으로 느끼고 있습니다. 우선 나는 염색을 하기 때문에 손이 이미 쪼글쪼글해서 사람들 앞에 내미는 것이 창피할 정도였습니다만 6개월 만에 완전히 깨끗해졌습니다. 얼굴에도 많은 검버섯이 있었지만 그것도 거의 모를 정도로 깨끗해졌습니다. 옛날에는 머리를 감을 때마다 머리카락이 많이 빠져서 걱정이었습니다만 하나도 빠지지 않게 되었습니다. 소변 배출도 좋아졌고 식욕도 늘었습니다. 다만 식사에서 고기 먹는 것을 일체 중단하였습니다. 지금은 먹고 싶은 생각도 없습니다. 또한 친구가 〈야채수프〉를 나무에 주었더니 봄에 피는 꽃이 가을에 만개했다고 합니다.

최근 TV에서 하는 것을 본 적이 있습니다만 다테이시 선생님이 하라는 대로 만들지 않으면 의미가 없습니다. 요리라면 엉터리로 해도 내버려 둡니다만 이것은 안 됩니다. 일본의 장수 마을 사람은 모두 변변치 않은 식사를 합니다. 그러나 그것은 정말로는 흙의 자양을 그대로 먹고 있는 것으로 오히려 대단히 부러운 것입니다. 흙 속에는 힘이 있습니다. 나도 어렸을 때 각기병을 앓았던 적이 있었는데 어머니에게 "땅을 밟으면 치료된다."고 들었습니다. 또한 오키나와에서 들은 이야기지만 약한 새도 땅에 내려놓으면 2시간 정도면 건강해진다고 합니다.

너무나도 훌륭하기 때문에 전국에 권유하고 있습니다. 나는 강연으로 전국을 돌아다니지만 그때마다 예를 들면 2시간 안에 마지막 30분 정도는 반드시 〈야채수프〉의 이야기를 합니다. 강연장에는 '〈야채수프〉 만드는 방법'을 쓴 인쇄물까지 준비해 놓습니다. 나의 가족은 〈야채수프〉를 만들기 위한 전용 냄비가 있는데 3만 엔 가까이 하는 비싼 것이지만 사은품으로 이미 많은 분들에게 선물했습니다. 지금도 차량에 넣어 두고 있습니다. 덧붙여 말하면 구로야나기 테츠코씨와 타카마도 노미야히 전하에게도 내가 권해서 지금은 두 분 모두 마시고 있습니다.

최근 붐이 되어 있는 것 같습니다. 수개월 전부터 가게에서 잎이 붙어 있는 무를 구입하면 "〈야채수프〉입니까?"라고 묻는 일이 늘었으며 지난번 도심 백화점에서는 '〈야채수프〉세트'까지 눈에 띄었습니다.

제 방식대로 계속 해보겠습니다

- 네가미 아츠시씨 : 배우

벌써 20년이 지났지만 요산성관절염31)과 담낭염32)을 앓고 있었습니다. 요산성관절염 등에 걸렸을 때는 고통을 참고 일을 하고 있었지만 출연했던 영화를 보면 왠지 모르게 다리를 끌고 있다는 것을 스스로도 알 수 있었습니다. 마침 형사 역이었기 때문에 그것은 모양새가 좋지 않은 연기일 수밖에 없었습니다.

---

31) 통풍(痛風) : 손. 발의 관절(關節)이 붓고 아픈 요산성(尿酸性)의 관절염(關節炎). 피 속에 많은 요산(尿酸)이 생기어, 여기에 냉(冷). 외상(外傷), 피로(疲勞) 따위가 유인(誘因)이 되어 요산염이 관절(關節) 연골(軟骨)이나 코, 귓불의 연골(軟骨)에 침착(沈着)되어 일어남. 육식(肉食)을 즐기는 비만형(肥滿型)의 사람에게 많이 발생(發生)함.

32) 담낭을 중심으로 담도(膽道)에 생기는 염증. 원인이나 증상은 담관염과 비슷하며, 대개 담석증과 함께 발생한다.

'이것은 아니다, 어떻게 하지 않으면 안 되겠다.'는 생각에 병원에 갔더니 의사로부터 "무엇보다 식생활을 바꾸고 체질을 개선하는 것이 좋아요"라고 충고해 주었습니다. 그때까지 그다지 건강에는 신경을 쓰고 있지 않아서 이것을 계기로 채소 중심의 식생활로 바꾸었습니다.

그 덕분으로 그 후 재발한 적은 없습니다. 요산성관절염은 재발이 많은데 이것은 식생활 덕분이라고 나는 생각하고 있습니다. 지금도 월 1회 검진을 받고 있지만 조금 혈압이 높은 것을 제외하고는 특별히 나쁜 곳은 없습니다. 또한 10년 전부터 매일 1시간 정도 5~6km를 빨리 걷기를 계속하고 있습니다. 이것이 좋았던 것 같습니다.

〈야채수프〉는 1993년 10월경 지인의 소개를 받고 시험 삼아 마셨습니다. 일주일에 한번 정도 컵으로 한잔 정도씩 이었습니다. 뭐 그다지 맛있는 것은 아니지만 제 나름대로 마시고 있습니다. 그래서인지 특별히 적극적으로 마시고 있는 것은 아닙니다.

약이 아니기 때문에 너무 신경을 쓰며 마실 필요 없지 않나 생각합니다. 나는 특별히 건강식품 마니아가 아니기 때문에요. 그러나 최근 〈야채수프〉가 유행하고 있다는 이야기를 자주 듣게 되는 데 반드시 뭔가 있으니까 붐이 일고 있는 것 같습니다. 별로 나쁜 것은 아니니까 앞으로도 계속 마시려고 합니다.

◈지금은 건강에 자신을 가질 수 있게 되었습니다

– 후지무라 시호씨 : 여배우

예전부터 쿠사야나기 다이조우씨에게 몸에 좋은 〈야채수프〉에 대해 들었지만 무의 잎을 구하는 것이 귀찮기도 해서 마시지 않았습니다. 나는 위 수술을 했지만 일 년에 한번 검진할 때 의사로부터 "위 폴립33)에 주의하세요."라는 지적을 받았습니다.

무언가 하지 않으면 안 되겠다고 생각할 때 〈야채수프〉가 떠올랐습니다. 즉시 마시기 시작했습니다. 남편도 함께 시작했는데 "소변이 시원하게 나온다."며 바로 효과를 확인하고 77세의 어머니도 마시기 시작했습니다. 어머니는 얼굴의 검버섯이 나이를 먹어감에 따라 진해졌었는데 수프를 먹고 나서 엷어지게 되었습니다. 남편도 손등의 검버섯이 두드러졌었는데 그것이 엷어졌다고 기뻐하는 것입니다.

〈야채수프〉는 피를 맑게 해주고 신진대사를 활발하게 해서 좋습니다. 그래서 몸이 젊어지는 거겠죠. 그것을 실감할 수 있었습니다. 〈야채수프〉를 잘 챙겨서 6개월 먹으면 폴립 등의 걱정이 없어지고 좋아진다고 했습니다. 그래서 6개월을 꼬박 〈야채수프〉를 먹었습니다. 덕분에 이젠 완전히 건강에 자신이 붙었습니다. 배우로서 내면의 활력과

---

33) 위폴립(胃polyp) : 위 점막에서 돌출한 공 또는 계란 모양의 덩어리. 염증성과 종양성이 있으며 대체로 양성(良性)이다.

건강이 아주 중요하며 저절로 몸에 활기가 생기는 것을 느낄 수 있습니다.

우리 집에서의 효과에 놀라 친척에게도 권유했습니다. 그러자 친척은 당뇨병으로 고생을 하고 있었으나 〈야채수프〉를 마신지 2개월 후부터 당뇨수치가 내려가서 지금은 정상수치가 되었습니다. '의사도 고개를 갸웃거리며 이상해 하고 있다' 고 합니다.

〈야채수프〉는 함께 살고 있는 어머니가 만들어 주십니다. 채소를 준비하는 것이 약간은 힘든 것 같습니다. 〈야채수프〉를 만들 때 정말 곤란한 것은 무 잎을 구입하는 것이에요. 슈퍼마켓의 무는 잎들을 전부 잘라서 팔고 있기 때문이죠. 우리 집에서는 생협에 잎이 붙은 무를 주문해서 구입합니다. 1달 정도 유럽에 갔을 때는 〈야채수프〉의 맛이 이상하게 변했어요. 하루에 먹는 양은 처음에는 3홉 정도였지만 지금은 약 2홉입니다.

예부터 가정요리에서 근채류를 섭취하도록 신경을 썼습니다만 〈야채수프〉는 그 몇 배나 많은 양을 섭취할 수 있어 좋아요. 6개월 정도 지속적으로 마시고 있는데 그 덕분으로 지난번 위내시경 검진에서 폴립은 전혀 보이지 않는다고 말했습니다.

간단히 〈야채수프〉를 먹기만 하는 것으로 병에 걸리지는 않겠다는 생각이 들었습니다.

🍃 인터페론을 중단하고 〈야채수프〉만으로
C형 감염이 2개월 만에 나았다

– 홋카이도(北海道) 고바야시 유우지씨

나는 1993년 10월에 삿포로에서 열린 다테이시 선생님의 강연을 경청하고 아내는 개인지도를 받았습니다.

나는 C형 감염으로 인터페론을 주 3회씩 30회 정도 맞고 있었고 마침 그때 이 강연을 듣게 되었습니다. 강연 후 나는 주치의에게 〈야채수프〉법을 해보려고 하니 인터페론을 중단하고 싶다고 취지를 말했습니다. 그리고 어떻게 변할지 앞으로의 경과를 알기 위해서 검사를 부탁한 것입니다.

매월 혈액검사에서 11월은 수치가 올라갔고 12월 검사의 결과가 1월의 검사 때에 알게 되었지만 왠지 정상의 수치가 되었습니다. 주치의도 "뭐야 이게 어떻게 된 거지요!"하며 깜짝 놀라서 외쳤으며 "〈야채수프〉 밖에 마시지 않았죠?"라며 확인을 할 정도였습니다.

아내는 어렸을 때부터 코가 막혀 밤에도 잠을 이룰 수 없었는데 어른이 되고 나서는 알레르기성 비염이라는 진단으로 여기저기에서 치료를 받았습니다. 그러나 효과가 없어 최근에는 더욱 심한 상태가 지속되었습니다. 그리고 무릎통증으로 식사할 때는 오른쪽 무릎을 쭉 펴야 하는 상태였습니다. 그러나 〈야채수프〉를 시작하고 나서 어느새 인가 정좌를 하게 되었습니다. 다테이시 선생님은 "완전하게 치료될지 어떨지 보증할 수는 없어도 1년 정도 먹어 보겠어요?"라고 말해주었지만 약 3

개월 만에 90% 이상 좋아졌으며 인생이 바뀌었다고 기뻐했습니다.

나는 〈야채수프〉를 하루에 800~1000cc, 현미차를 600cc 정도, 아침 첫 소변 30cc와 〈야채수프〉 150cc를 혼합해서 먹고 있습니다. 아내는 〈야채수프〉만 600~800cc 마시고 있습니다.

몇 년간 병원으로부터 받은 약으로는 변화가 없었음에도 불구하고 〈야채수프〉를 마시기 시작해서 2개월 만에 정상치로 돌아오다니 믿을 수 없을 정도입니다. 주위를 둘러보면 건강하게 하루하루를 보내고 있는 사람은 별로 없습니다. 우리들의 경험을 모든 사람에게 전달하는데 도움이 되고 싶은 마음입니다.

❷ 〈야채수프〉 덕분에 항암제 부작용도 가볍게 해결되었다

– 기후현(岐阜縣) 무라세 요네씨

『생명의 은총으로 초대』를 읽고 자연의 위대함과 불가사의에 감명을 받았습니다. 며느리가 폐암 선언을 받고 너무나 놀랐었는데 어떤 스님이『생명의 은총으로 초대』의 이야기를 하시며 〈야채수프〉 만드는 방법을 가르쳐 주셨던 것입니다.

재빨리 〈야채수프〉를 만들어서 마시기 시작했습니다. 암선고로 입원하고 치료가 시작되기까지 1개월 남짓, 검사에 검사를 반복했지만 그 사이 〈야채수프〉를 매일 마셨습니다. 덕분에 의사로부터 항암제를 투여 받으면 토하거나 머리가 빠지거나 할 거라고 들었습니다만 특별한 일 없이 첫 번째 치료가 끝났습니다.

그 후 X레이를 찍은 결과 암이 작아졌다고 하였고 너무나 기뻐서 눈물이 나왔습니다.

그리고 두 번째 항암제를 투여했지만 전보다 조금 견디기 힘든 것 같았지만 그것도 별다른 것 없이 끝나고 바로 퇴원할 수 있었습니다. 집에 돌아와서도 빼놓지 않고 마셨습니다. 〈야채수프〉를 만드는 것은 제 담당으로 저도 마셨습니다.

그 덕분에 지금까지 며느리에게 집안일을 맡기고 아무것도 하지 않았던 제가 가사 일체를 하루 종일 쉬지도 않고 일하고 있지만 피곤하지도 않고 전보다 건강해 진 것 같은 느낌도 듭니다.

『생명의 은총으로 초대』를 매일 되풀이해서 읽고 있으며 뭔지 모를 감사한 마음에 두 손을 모아 인사드립니다.

● 폐암이었던 시누이가 갑자기 회복되었다

― 쿠리타 카나메씨

시누이가 폐암에 걸려 4기의 상태로 수술을 했습니다. 임파선으로 전이된 것을 제거하지 못한 채 1회 항암제를 투여했지만 효과가 없다고 생각되어, 여러 가지를 궁리한 결과 내가 류머티즘 치료를 위해 마시고 있던 다테이시 선생님의 〈야채수프〉를 권해 보았습니다. 본인도 암 선고를 받았기 때문에 진지하게 『생명의 은총으로 초대』를 몇 번이나 읽고 정확하게 계속 마셨습니다.

11월 1일부터 〈야채수프〉, 현미차를 함께 0.7ℓ 정도를 마시기 시작하여 11월 3일에 퇴원, 그 후에는 약은 전혀 먹지 않고 매일 〈야채수프〉와 현미차만을 먹었습니다.

퇴원 전에는 허벅지, 대퇴부, 엉덩이에 이르기 까지 심한 통증이 있었으며 암전이로 생각되었지만, 집으로 돌아와서 진통제를 끊고 〈야채수프〉와 현미차만을 마셨더니 1주일 정도 지나서 통증이 사라졌습니다. 시누이는 항암제를 투여할 때는 이제 이대로 병원에서 죽는구나 하고 생각했다고 하며 주위사람들도 하루하루 나빠져 가는 것을 알 수 있었습니다.

그러던 것이 지금은 정말로 건강해 졌으며 12월 2일의 혈액검사 결과는 모두 정상이었습니다. 〈야채수프〉 외에 집에서 가까운 진료소로 백신을 주사 맞으러 방문했는데 진료소의 선생님도 시누이가 통증도 없고 건강한 것을 보고 놀랐습니다. 가족들은 아주 기뻐했습니다.

다테이시 선생님의 책은 보물처럼 소중하게 여기고 수시로 반복해서 읽고 있습니다.

예전에 간장이 안 좋은 어머니께 〈야채수프〉를 권했었지만 오랫동안 낫지 않는 것이 〈야채수프〉로 나을 리가 없다고 속단하고 마시지 않았던 것입니다. 그러나 병원에 다니고 있던 어머니가 시누이가 좋아진 것을 보고 〈야채수프〉를 마시기 시작했습니다. 얼마 지나지 않아 병원의 검사로 발견된 간암증상을 치유하기 위해 입원했지만 치료 당일 수술대 위에서 다시 한 번 촬영을 했더니 증상이 없어진 것입니다. 많은 선생님이 진찰을 했지만 역시 아무런 이상이 없다고 하며 치료는 하지 않았습니다.

다테이시 선생님의 책에는 좋아진다고 쓰여 있긴 했는데 정말로 그대로 되었습니다. 오랫동안 고생한 끝에 발표해 주셔서 정말로 깊이 감사드림과 동시에 이 책을 만날 수 있었다는 것이 말로 표현할 수 없이 기쁩니다. 그리고 병으로 괴로워하는 분들이 〈야채수프〉를 마시고 질병에서 벗어나기를 빌겠습니다.

●뇌경색이 〈야채수프〉와 소변요법으로 3주 만에 사라졌다
- 무라카미 후미꼬씨

최근 건망증이 너무나 심해져 스스로도 뇌에 뭔가 장애가 일어나고 있는 것은 아닐까 하고 불안해졌습니다.

그래서 뇌 외과전문 병원에서 MRI(핵자기공명영상)검사와 CT촬영(컴퓨터단층촬영) 검사를 받았습니다.

그러자 양쪽의 영상에 뇌와 뇌간의 가까운 부분에 혈관이 막혀있는 것이 촬영된 것입니다. 뇌경색 의심이 짙다고 말하는 것입니다. 게다가 그 부분은 생명 유지에 직접 관계가 있기 때문에 잘못될 경우 생명에 지장을 받는다고 하는 것입니다.

그리고 의사는 혈관조영제를 사용한 X레이 검사를 해보자고 말했습니다. 그러나 혈관조영은 위험하다고 들었기 때문에 너무 망설여졌습니다.

그때 다테이시 선생님의 〈야채수프〉에 관한 이야기를 처음 듣게 되었습니다. 동시에 다테이시 선생님은 뇌 장애에 대해서는 소변요법을 반드시 권유하지는 않았지만 소변요법도 시작해 보았습니다. 소변요법은 처음에는 거부감이 있었습니다만 〈야채수프〉와 혼합하여 마시니 먹기 쉬워졌습니다.

그런 다음 혈관조영 검사는 여러 가지로 망설였지만 현대의료 수준에서는 전혀 사고가 없다고 해서 고민 끝에 받아 보기로 했습니다. 예전 검사에서 뇌경색 의심이 된다는 진단을 받고 나서 〈야채수프〉와 소변요법을 시작하고 3주일 만에 검사를 받았습니다.

결과는 너무나 신기하게도 뇌혈관을 막고 있는 부분은 발견되지 않는다고 말하는 것입니다. 의사는 예전 검사의 촬영내용에 대해 아무것도 설명해 주지 않았습니다. 보다 정밀한 검사에서 이상이 없다고 나오니 잘 된 것이 아니냐고 하는 것입니다.

그래서 나는 아무리 생각해도 〈야채수프〉와 소변요법이 효과가 있었던 것으로 밖에 생각되지 않습니다.

소변요법은 그 후 중단했지만 〈야채수프〉는 계속 복용하고 있습니다.

또한 지금까지 전기치료기를 사용하고 있었지만 중단했습니다. 다테이시 선생님의 이야기를 듣고 전기치료기는 올바른 것이 아니라고 생각했기 때문입니다.

그 후 지금까지 건강하게 생활하고 있습니다. 높았던 혈압도 신기하게 안정되었으며 모든 것이 〈야채수프〉 덕분으로 감사하고 있습니다.

❤ 간종양이 된 간경변이 〈야채수프〉로 없어졌다

- 기후현(岐阜縣) 요코타 미츠오(橫田光男)씨

나는 1987년 이후 간장병으로 3번이나 입퇴원을 반복하고 최종적으로 간경화(간종양)이라는 진단을 받았습니다.

그 후 친구의 권유로 2년 전부터 〈야채수프〉를 애용하고 있습니다.

〈야채수프〉를 먹기 시작한지 5개월 후 CT촬영과 초음파 검사를 받았지만 종양의 모습이 없어져 나를 비롯해서 의사도 매우 놀랐습니다.

가족 모두 함께 매우 기뻐해 주었으며 정말로 감사한 마음뿐입니다.

〈야채수프〉를 마시고 있는 것은 의사에게 말하지 않았으며 병원에서 받은 약도 전혀 먹지 않았습니다. 〈야채수프〉는 먹기 시작하면서 하루도 거른 적이 없습니다. 마을 간건강의 모임에 참석해서 나의 간종양이 치유된 이야기를 하고 모두에게 〈야채수프〉를 권할 것입니다.

❤ 간호사이면서도 현대의료에 불신감을 가지고 있던 내가 〈야채수프〉로 놀라울 정도로 몸이 좋아졌다

- 카나가와현(神奈川縣), 카와나카 토모꼬씨

간호사 생활로 8년간을 보내 왔지만 현대의료에 대한 불신감과 질병에 대한 불안감이 45세를 넘어서면서부터 생기기 시작한 몸의 이상 변화와 함께 점점 커져 갔습니다.

그 때문에 의사 진찰을 그만두고 스스로 납득할 수 있는 식사요법과 운동요법을 함께 하며 건강을 계속 유지하려고 했습니다. 그래서 약물

투여는 줄었지만 피로감만은 내 나이 이상으로 심한 것이 아닌지 마음에 걸렸습니다.

그러던 때에 『생명의 은총으로 초대』를 읽고 이거야말로 내가 오랫동안 찾던 건강법으로 마음으로부터 감사했습니다.

〈야채수프〉와 현미차를 시작하고 나서 1개월 정도 됐습니다만 현재 부작용도 없고 피로감이 사라졌으며 몸 안팎으로 놀랄 정도로 젊어졌다는 것을 느끼기에 이르렀습니다. 아마 이전에는 위, 간장, 췌장, 신장 등 검사결과로는 미미한 정도여서 기능저하가 있는 것은 아닐까 하고 생각할 정도입니다. 우유도 전혀 마시지 않습니다.

진정한 건강은 이처럼 훌륭한 것인가 하고 기쁨이 복받쳐 옵니다. 말로는 도저히 표현할 수 없는 것이 있습니다. 한사람이라도 많은 사람에게 이 건강법을 권하고 싶은 마음뿐입니다.

● 간암에 걸린 어머니가 〈야채수프〉로 건강을 찾았다

– 홋카이도(北海道), 후지야마 유우꼬씨

나의 어머니는 간암으로 병원에 입원해 있었습니다. 주치의에게 살 수 있는 기간이 앞으로 1년 정도라는 진단을 받고 절망적인 마음이 들었습니다. 항암제 투여로 어머니는 음식은 물론 〈야채수프〉도 먹을 수 없었습니다.

3월 하순에 고향에 있는 병원으로 옮겼습니다. 고향으로 돌아왔다는 안심감 때문인지 내가 만들어 병원에 가져 간 〈야채수프〉를 맛있다고 하시며 겨우 먹기 시작했습니다. 다테이시 선생님이 가르쳐 주신 소변 요법도 함께 권했습니다. 1개월 정도 지나고 나서 어머니로부터 건강한 목소리로 "몸이 매우 좋아졌어!"라는 전화가 와서 너무나 기뻤습니다. 의사는 황달이 아직 심해서 "회복까지 3개월 걸립니다."고 합니다만 여하튼 어머니는 건강해졌습니다. 정말로 생명의 은총으로 마음 가득히 감사하고 있습니다.

〈야채수프〉로 혈소판이 증가하고 암수술을 한 어머니도 건강을 찾았다

– 기후현 (岐阜縣) 나리타 고우이치(成田浩一)씨

작년에 친구로부터 〈야채수프〉 이야기를 듣고 직접 만들어 마시고 있습니다. 〈야채수프〉의 효과는 놀라울 따름입니다. 대학병원에 입원했을 때 4만 2천개 정도였던 혈소판이 9만 8천개까지 증가해서 놀랐습니다.

처음에는 아내가 만들어준 〈야채수프〉를 한 컵 가득 아침식사 전에 식탁에 내놓기 때문에 어쩔 수 없이 먹었습니다만 지금은 이것이 없으면 식사를 할 수 없을 정도로 완전히 습관이 되었습니다.

3월에 아버지가 기관지확장증[34]으로 돌아가시고 어머니는 다행히도 직장암 수술이 성공해서 건강해졌지만 〈야채수프〉를 좀 더 빨리 알았다면 아버지도 더 오래 사셨을 지도 모르겠다는 생각에 후회가 큽니다.

〈야채수프〉를 먹기 시작하고 나서 몸도 좋아졌고 매일을 상쾌한 기분으로 보내고 있습니다.

어머니는 지금은 스스로 밭일을 하실 정도로 원기가 왕성해 지셨으며, 손자로 부터 "할머니 무슨 일 있었어요? 갑자기 건강해졌네요."라는 말을 들을 정도입니다. 매우 활기차서 집안이 밝아졌습니다.

그리고 가까운 곳에 도시락 전문점을 개업하게 되었습니다만, 다테이시 선생님의 가르침을 지키며 고기는 시식정도에 그치고 가급적 양을 줄이려고 생각합니다.

인생은 사람이 만남으로 시작되어 만남으로 끝난다고 하지만 다테이시 선생님과의 만남은 내 인생의 전환기가 되었습니다.

〈야채수프〉와 현미차로 인공항문을 피할 수 있었습니다

- 야마구치현(山口縣) 토리카이 에미꼬씨

저는 항문에서 5㎝ 떨어진 곳에 3㎝ 정도의 종양이 생겨 출혈 때문에 수술이 필요하다는 진단을 받았었습니다.

입원과 동시에 〈야채수프〉와 현미차를 매일 마셨습니다. 2개월 후 수술할 때 종양이 작아졌기 때문에 20㎝ 정도 장을 잘라내는 기능온존

---

34) 기관지벽의 탄력성 및 근육성분의 파괴로 인하여 근위부 및 중간부 기관지의 비가역적 확장으로 인하여 생기는 질환으로 치료하면 증상의 호전은 보이나 완치되지는 않는 질환이다.

수술로 끝났습니다.

인공항문을 사용하는 것에 대해 매우 걱정하고 있었지만 그것을 붙일 필요가 없었습니다. 기능온존수술이 가능한 것도 〈야채수프〉 덕분이라고 생각합니다.

〈야채수프〉를 조금만 빨리 알았더라면

-노무라 토모히로씨

48세. 아직 인생의 중반에 아내는 암으로 죽었습니다. 1992년 6월 나와 두 자식을 남기고 죽었습니다.

1년 몇 개월에 이르는 투병생활 동안 나는 자영업을 휴업하고 아내를 이 세상에 붙들어 놓기 위해서 아내와 함께 전쟁과 같은 투병생활을 했습니다. 그러나 그런 보람도 없이 아내는 저 세상으로 떠났습니다.

그리고 아내가 저 세상으로 떠난 지 며칠 후 나는 다테이시 선생님의 강연회에 참석하게 되었습니다. 아내를 잃은 후에는 신문과 잡지에서 '암'이라는 단어를 발견하면 무조건 읽는 것이 습관화 되었고 다테이시 선생님의 강연회가 있다는 것을 알았습니다..

강연회의 제목은 '암과 치매', 이미 아내를 떠나보낸 후였지만 그래도 가지 않을 수 없었습니다. 그곳에서 알게 된 것이 〈야채수프〉라고 불리는 음료가 가진 '능력'에 대해서였습니다. 아내가 투병 중에 있을 때는 어떨지 모르지만 죽어버린 후인데다가 역시 나도 처음에는 반신반의였습니다.

그러나 〈야채수프〉가 민간요법으로 예부터 비슷한 것이 각지에서 전해져 오고 있다는 것과 말기 암을 며칠에서 몇 십일 만에 완전하게 극복했다는 사람들을 직접 만나서 이야기를 듣고 나도 〈야채수프〉를 만들어 볼 마음이 생겼습니다. 시행착오를 거듭한 끝에 〈야채수프〉 만드는 방법을 마스터해서 마셔 보았습니다. 저는 1991년에 혈압과 간장병으로 긴급 입원을 한 경험이 있기 때문에 밑져야 본전이라는 마음으로 〈야채수프〉를 마셔 보니 2일 정도 후부터 여러 가지 몸의 변화를 느낄 수 있었습니다.

그래서 〈야채수프〉를 마시기 시작한지 2주 후 여러 가지 검사를 받아보았습니다. 그 결과 혈압은 정상수치였고 상당히 저하됐던 간 기능도 분명히 개선된 것을 알 수 있었습니다. 확신을 가지고 친구와 지인들에게 적극 권했습니다. 그 성과는 제가 놀랄 정도였습니다.

〈야채수프〉와의 만남이 조금만 빨랐다면 아내를 살렸을 지도 모르겠다는 생각이 머릿속을 떠나지 않습니다. 암과 힘들게 싸우고 계신 분들에게 적으나마 도움이 되면 좋겠다는 마음을 담아서 〈야채수프〉를 추천합니다.

☙ 간장암이 완치되자 의사도 고개를 갸웃할 뿐

-나가노현(長野縣) 시라이시 쿠미꼬씨

나는 나가노현에 있는 회원제 리조트호텔의 관리를 맡고 있습니다. 회원들에게 최근 몇 년간 "간경변증으로 생각했는데 암이었다."든가

"당뇨병을 치료하다 보니 백내장에 걸려서"라고 말하는 분들이 상당히 많이 증가하고 있다고 생각했습니다. 평균 60세가 되면 어딘가 고장이 나기 시작하는 나이기도 하지만 회원들에게 조금이라도 도움이 되고 싶다고 생각하고 있던 찰나에 지인으로부터 예방의화학연구소의 이야기를 들었습니다.

92년 가을입니다. 회원 중 한사람에게 "이제 올 수 없을지도 몰라요. 그러나 나는 암에게 지고 싶지 않아."라고 말하며 돌아가시는 65세의 남성이 있었습니다. 매우 자동차를 좋아하는 분이었는데 최근에는 항상 운전수를 데리고 양쪽에 부축을 받으며 몹시 괴로운 듯 보였습니다. 간장암으로 잘하면 내년 봄까지 살 수 있다고 의사로부터 선고를 받았다고 합니다. 고생해서 재산을 많이 모았지만 전혀 거들먹거리지도 않고 항상 진취적으로 사업을 전개하며 활기가 넘쳐 있어 존경하고 있었기 때문에 건강해지기를 기원하였습니다.

그러던 어느 날 "몸의 상태가 좋으니 한 번 들르겠다."라는 전화를 받았습니다. 나는 특별한 음식을 대접하려고 무농약채소 등으로 음식을 준비하고 맞이하자 오래 동안 보지 못했던 밝은 얼굴로 차에게 내려서며 손수 운전을 하고 나고야(名古屋)에서 쉬지 않고 왔다고 하는 것입니다. 얼굴색도 좋아졌고 걸음걸이도 힘찼습니다. 놀랍고 여우에 홀린 것 같은 마음으로 물어보자 다른 말은 없이 '〈야채수프〉와 생선만으로…'라며 웃고 있었습니다.

지금은 RV자동차로 카메라와 비디오를 가지고 섬 촬영하러 다닌다고 합니다. 발병 전보다 건강해진 모습입니다. "꾀병이었죠?"라는 농담마저 나올 정도입니다. 정기 진찰을 하고 있는 의사는 고개를 갸웃거릴 뿐이며 검사에 나온 수치를 보는 것이 너무나 즐겁다고 합니다.

이것이 다테이시 선생님의〈야채수프〉건강법이구나 하고 깊은 감명을 받았습니다. 이〈야채수프〉건강법을 '지푸라기라도 잡고 싶은 분들'에게 알려드리고 싶습니다.

🍴 파킨슨병이었던 시아버지가 희망을 가지게 되었습니다

– 오사카부(大阪府) 오시마 타케시씨

시아버지가 파킨슨병을 앓고 있어서 다테이시 선생님으로부터 지도를 받았습니다. 덕분에 〈야채수프〉를 마시고 6개월도 채 되지 않아서 다리가 가벼워지고 말도 이전보다 듣기 쉽게 말하게 되었다고 생각합니다. 배설도 원활하게 되었습니다.

때때로 놀랄 정도로 몸이 가벼워져 혼자서도 일어설 수 있을 것 같을 정도로 본인은 물론이고 가족 모두 희망을 갖게 되어 기쁩니다. 이것도 오직 다테이시 선생님 덕분으로 감사하게 생각하고 있습니다.

정말 감사합니다. 앞으로도 세상을 위해서 연구에 힘써 주세요.

🍵 오랫동안 계속됐던 불쾌감이 없어지고
　밤에도 편안하게 숙면을 취할 수 있게 되었다

- 군마현(群馬縣) 요네야마 미치꼬씨

　나는 〈야채수프〉와 현미차를 시작한지 아직 2개월밖에 되지 않았지만 절대적인 효과에 놀라고 있습니다.

　나는 항상 혀가 하얗고 위에 물이 차있는 것 같은 느낌이 있었으며 늘 감기를 달고 살았습니다. 위가 이런 상태였기 때문에 〈야채수프〉를 먹을 수 있을지 걱정이었지만 먹기 시작하고부터 그런 불쾌감이 깨끗이 없어졌습니다.

　지금까지 여러 가지 요법을 시도해 보았지만 어느 것도 하나 효과가 없었습니다. 그러나 올 겨울에는 아직 감기에 걸리지 않았으며 혀의 이상도 없어졌습니다. 몸도 가벼워졌습니다.

　얼마 전까지 병원에서 여러 검사를 받으면서 이상이 없다는 진단이었지만 몸은 항상 무겁고 불쾌감이 떠나질 않았습니다. 그러나 〈야채수프〉를 먹기 시작한 지금은 모든 것이 건강해진 느낌으로 너무나 기쁩니다.

　밤에도 숙면을 취할 수 있게 되었습니다. 앞으로도 〈야채수프〉를 꾸준히 마셔서 몸을 더 좋아지게 하려고 생각합니다.

〈야채수프〉를 먹고 종양 마커의 수치가 좋아졌다

– 가나가와현(神奈川縣) 세가와요우꼬씨

〈야채수프〉를 먹고 나서 11개월이 지났습니다. 다테이시 선생님이 말씀하신대로 5개월 만에 한번 10개월 만에 두 번째 검사를 받았습니다.

3월 2일	CEA[35])(EIA)	1.9ng/ml	5.0 이하
	CA125[36])	25u/ml	50 이하
8월 23일	CA125	11u/ml	35 이하

※ CA, CEA는 암 종양 마커[37])입니다.

주변에는 재입원을 한 사람도 많지만 나는 〈야채수프〉 덕분에 수술 1년 후 검사결과도 좋아졌고, 강연을 들은 사람들은 누구나 〈야채수프〉를 만들어 먹는다는 이야기를 듣고 한층 더 열심히 먹어야겠다고 생각

---

35) CEA라는 것은 carcinoembrionic antigen의 약자로, 우리 몸에서 분비되는 물질입니다. 이 물질의 수치가 정상인의 경우에는 5ng/ml 이하로 나타나고, 5-10ng/ml가 나오면 경계선상이 되며, 10ng/ml 이상에서는 의미있게 증가한 것으로 판단합니다. 흡연자는 2.5ng/ml 이하를 정상으로 판단하기도 합니다.
36) CA-125로 표기하며, 암 항원125(cancer antigen 125)의 약어이다.
37) Tumor marker 종양 마커 : 암표지검사 또는 종양표지자검사라고도 한다. 혈액이나 체액에 증가하는 물질을 조사하여 암에 걸렸는지, 암세포 성질이 어떤지, 어떤 치료가 효과적인지, 수술 후의 잔류 암은 없는지, 재발하지는 않았는지 등을 확인할 수 있다.

했습니다.

◉ C형 감염이 〈야채수프〉 덕분에 5개월 만에 완치되었다

- 사가현(佐賀縣) 아라타 요시꼬씨

내가 가장 걱정하는 것은 간장입니다. 의사에게 C형 감염이라는 진단을 받고 인터페론 치료를 생각했습니다. 그러나 부작용이 무서워서 병원에 가지 않았습니다. 〈야채수프〉를 시작한지 5개월이 됐습니다.

다테이시 선생님의 진단으로 C형 감염이 완치된 것이 이렇게 기쁠 수가 없습니다. 다테이시 선생님의 말씀에 믿음을 갖고 〈야채수프〉를 계속해서 먹고 있습니다. 선생님에게 상담을 받은 사람들의 명부를 만들어서 3개월 후에 만나려고 생각하고 있습니다. 그때는 모두 좋은 체험담을 들으리라 생각합니다. 병이 낫고 다시 태어났습니다.

지금이 한 살이라고 생각하고 이제부터 긴 인생을 건강하게 지내고 싶습니다. 마음으로부터 인사 올립니다.

Part 2

질병별 〈야채수프〉 먹는 방법

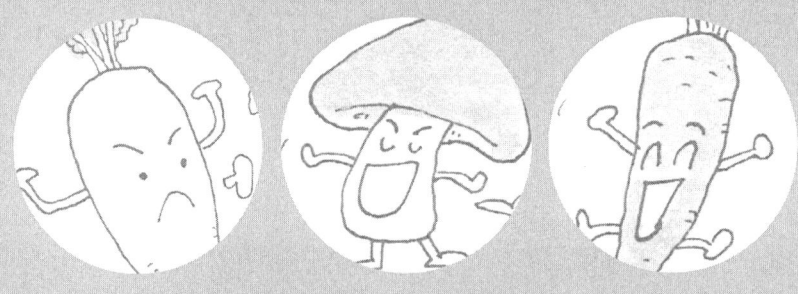

암이란 인체를 구성하고 있는 체세포가 의약품이나, 약물, 화학합성물질 등에 의해서 체내에서 화학변화로 돌연변이를 일으키는 것입니다. 이 화학변화 때문에 체세포 자체가 죽어 없어지거나 혹은 붕괴하고, 함몰이 시작되는 것입니다.

Part 2 | 질병별 〈야채수프〉 먹는 방법

4장

암을 순식간에 퇴치시킨다

암은 왜 생기는 걸까

'초심으로 돌아가라' 는 말이 있습니다. 제가 의학에 뜻을 세우고 처음으로 배운 것은 인체를 구성하는 '체세포' 의 증감, 사멸과 재생능력이라는 근본원리였습니다. 암이 왜 생기는지는 이처럼 인체의 근본원리와 관련이 있습니다.

그렇지만 어떤 방법으로 암을 예방하고 치유할 수 있는가를 여러분에게 설명할 때는 전문적인 문장보다는 누구나 알기 쉬운 말로 표현해야 합니다.

암이란 인체를 구성하고 있는 체세포가 의약품이나, 약물, 화학합성물질 등에 의해서 체내에서 화학변화로 돌연변이를 일으키는 것입니다. 이 화학변화 때문에 체세포 자체가 죽어 없어지거나 혹은 붕괴하고, 함몰이 시작되는 것입니다.

그리고 체세포가 붕괴하여 함몰된 틈새로 암으로 변화된 전혀 새로운 종류의 세포가 부분적으로 생리적 한도를 넘어서 나타납니다. 이 특수한 세포가 암으로 진행되는 과정에서 전이되거나 수술로 절제해도 재발을 반복합니다. 이처럼 비정상적으로 증가한 세포의 집단을 일반적으로 '종양'이라고 합니다.

종양은 세포분열에 의해 성장합니다. 그러나 성장이 일정수준에서 멈추든지 혹은 극히 완만하게 성장한다면 평생 건강에 지장이 없습니다. 이것을 양성종양이라고 합니다. 이와 반대로 세포분열의 성장이 아주 빠른 경우는 생명에도 지장을 주며 이것을 악성종양 즉 '암'이라고 합니다.

그렇다면 같은 체세포임에도 불구하고 왜 암세포만 이동하거나 재발을 반복하게 될까요?

그것은 같은 체세포라도 암으로 변한 세포는 원래부터 그 부분에 필요 없는 세포였기 때문에 단독행동이 가능한 것입니다. 보통 인체를 구성하고 있는 체세포는 그 장소를 벗어나는 것이 불가능하며 하나가 탈락하면 남은 부분의 세포가 두 개로 분열해서 부족한 세포를 보충하게 되어 있습니다. 그리고 보충이 이루어지면 세포분열은 멈추는 것이 원칙으로 되어 있습니다. 이 원칙이 지켜지는 한 신체의 크기와 형태, 기능은 일정하게 유지되는 것입니다.

결국 체세포에는 분열능력이 잠재적으로 있지만 이것은 필요에 따라서 분열하고 필요 한도를 초과하지 않게 되어 있습니다. 이것이 건강한 상태입니다.

또 하나 더, 경단백질인 '콜라겐'이 암 발생과 진행에 큰 연관이 있습니다. '콜라겐'은 동물의 신체를 구성하는 중요한 경단백질입니다. 교원(膠原)38)으로 해석되며 동물의 피부나 뼈, 연골, 힘줄, 인대, 모발 등의 지지(支持)조직에 다량으로 존재하고 고등동물에서는 모든 단백질의 3분의 1을 차지하고 있습니다. 섬유상태의 경단백질로 주로 동물의 형태나 구조를 유지하는 역할을 하고 있습니다. 전자현미경으로는 700 Å(옹스트롬)39) 마다 줄무늬가 있는 섬유를 볼 수 있습니다.

글리신40), 프롤린41), 히드록시프롤린42)을 특히 다량으로 함유하고 있고 물과 묽은 산과 함께 가열하면 용액 중에 젤라틴이 우러나오는 성질을 가지고 있습니다. 상어 등 연골이 많은 어종을 끓여서 국물을 식히면 엉긴 덩어리가 생기는데 이 콜라겐의 성질 때문입니다.

그리고 체세포의 콜라겐이 이상하게 붕괴되어 여러 가지 질병이 일어나는데, 암도 그 중에 하나입니다.

---

38) 교원 : 경단백질(硬蛋白質)의 하나. 결합(結合) 조직(組織)의 주(主) 성분(成分)으로, 뼈·피부(皮膚) 등(等)에 있음. 콜라겐(collagen)
39) 옹스트롬 : 빛의 파장의 단위로 1Å = 10^{-10}m이다. 원자·분자의 크기나 결정의 격자 간격은 1Å 정도이다.
40) 글리신(Glycin) : 의약품·화학조미료 등에 사용하는 아미노산의 일종.
41) 프롤린(Proline) : 단백질의 가수분해로 생성되는 백색 결정 아미노산.
42) 히드록시프롤린(Hydroxyproline, 옥시프롤린) : 콜라겐(무게의 14% 정도)과 엘라스틴 같은 결합조직 단백질이 가수분해 되어 생성되는 아미노산.

콜라겐이 이상을 일으키는 것에는 두 가지 유형이 있습니다.

첫 번째는 동물성 지방과 칼슘의 과잉섭취입니다. 즉 우유나 합성칼슘, 그리고 육류를 많이 먹는 것입니다. 두 번째는 화학합성물질을 포함한 조미료나 음식물이며 특히 무서운 것은 의약품과 드링크제입니다. 즉 인공적으로 만들어진 것을 체내에 섭취하는 것입니다.

이 두 가지 조건이 갖추어지면 금방 신체의 여기저기에 이상이 생기게 됩니다. 즉 체세포나 콜라겐의 붕괴가 촉진됩니다. 그리고 많은 질병이 시작됩니다. 암이 그 전형적인 사례입니다.

예를 들면 폐암으로 사망한 환자의 폐 세포를 조사해 보면 다른 질병으로 사망한 사람의 폐 세포보다도 15배~23배의 칼슘이 꽉 차있습니다. 그리고 폐 세포에 꽉 찬 칼슘의 주위에는 암세포가 들러붙어 있습니다.

폐암으로 사망한 사람 중에 적어도 10명 중에 9명까지가 이런 상태입니다. 암세포 그 자체가 사망의 주요 원인인지, 칼슘의 응고화가 주요 원인인지 구분이 안 됩니다.

또한 심장병으로 사망한 환자의 심장을 살펴보면 99%가 심장근육에 칼슘이 가득차서 콘크리트처럼 벽을 만들고 있습니다. 심장이 돌처럼 된 것 입니다.

건강식품 붐으로 많은 사람들이 칼슘제를 먹기 시작하면서 사망원인 1위에 오른 것이 암, 그리고 심장병입니다. 이러한 사실만을 보더라도 얼마나 칼슘이 무서운지 알 수 있습니다. 칼슘을 계속해서 섭취해야

한다고 말하는 의사나 건강보조식품의 세일즈맨은 믿으면 안 됩니다.

암에 대한 건강법

이제 암에 대한 건강법에 대해서 서술하겠습니다.

하루 섭취량으로 〈야채수프〉 0.6ℓ, 현미차 0.6ℓ 이상을 매일 드세요. 결코 많이 먹는 것은 아닙니다.

이것에 마루야마(丸山)백신43)이나 하스미(蓮見)백신을 병용하는 것을 권합니다. 특히 통증이 있는 경우는 마루야마 백신이 통증을 완화시켜 줍니다.

암 치료에는 지방과 칼슘은 절대로 금물입니다.

또한 이 건강법은 뇌종양, 뇌 연화, 혈전, 고혈압, 간장, 폴립, 위·십이지장궤양, 심장병, 내장질환의 전부, 백내장, 무릎 관절염, 그 밖에 여러 병에 적용됩니다.

시력장애를 갖고 있는 사람이 〈야채수프〉를 먹으면 10일 정도부터 눈이 흐릿하게 보이고 멍해지는 증상이 나타나지만 며칠만 지나면 잘 보이게 됩니다.

---

43) 마루야마백신 : 항암제와는 전혀 다른 암 치료제로 생체반응조절물질(BRM, Biological Response Modifier)을 제품화 한 것으로 BCG백신이나 마루야마(丸山)백신도 이 종류에 해당한다. 즉 면역력을 활성화하는데 중점을 둔다.

〈야채수프〉를 먹기 시작하여 20일 정도면 시력이 좋아지고 안경이 필요 없게 된 사람이 많이 있습니다. 4개월 이상 실행하면 연령적으로 20살 젊어졌다고 생각하면 틀리지 않습니다.

74세인 여성이 〈야채수프〉를 먹게 되었는데 멈추었던 생리가 다시 시작되었고 그 후에도 규칙적으로 생리를 하고 있다고 말하는 사람도 있습니다.

유방암과 자궁암

유방암의 경우 말기 혹은 악성이라고 해도 2개월간 〈야채수프〉와 현미차를 각각 0.6ℓ 이상을 꾸준하게 먹으면 암은 모르는 사이 없어집니다. 전혀 수술할 필요도 없습니다.

자궁암의 경우에도 〈야채수프〉와 현미차를 모두 0.6ℓ 이상 꾸준하게 마시세요. 그러면 약 23일 만에 암 주위에 생긴 젤리 형태가 사라지고 암만 거무스름하게 굳어질 것입니다. 그 상태로 계속해서 마시면 암은 점점 작아지고 자궁이 건강한 분홍색으로 될 것입니다.

그러나 자궁근종의 경우에도 같습니다만 1,000명의 1명 정도는 암이 고형화하여 막대기처럼 굳어져 가위로도 자를 수 없이 딱딱해지는 경우도 있습니다. 그리고 그것이 자궁내막에 상처를 입히게 됩니다. 이런 경우에는 출혈이 있기 때문에 이러한 증상이 있는 분은 바로 병원에 가서 부분절제를 해서 제거하세요. 암 자체는 〈야채수프〉와 현미차를 마시면 생명에 이상은 없습니다. 이 경우에는 기능회복까지 6~7개월간은 드셔야 합니다. 건강한 자궁이 돌아올 것입니다.

또한 말기 암 환자에게는 소변요법(45P 참조)의 병용을 권합니다.

암수술은 원칙적으로는 하지 않는 것

육식과 우유제품의 섭취량이 많아진 요즘에는 과거에 그다지 볼 수 없었던 위암의 일종인 경성암44)이 젊은 사람에게 가장 많이 증가하고 있습니다.

TV사회자로 인기가 있던 이츠미 마사타가씨나 탤런트인 호리에 시노부씨도 이 암이 원인이 되어 사망했습니다.

이 스키루스 위암은 보통 위속에 혹처럼 생기는 암과는 다르게 위벽 전체가 암에 걸린 상태입니다. 자각증상은 위가 거북한 것으로 시작됩니다. 서서히 식욕부진이 되고 묵직한 아픔으로 위와 등에 통증이 있고 그리고 전신에 통증을 동반하게 됩니다. 이 암은 발생하면 진행이 빠르고 동시에 전신의 림프45)로 전이됩니다.

---

44) 경성암(Scirrhus) : 암세포가 단단하고 굳은 성질을 띤 암
45) 림프(lymph) : 생물의 세포조직을 적시고 있는 엷은 액체. 체액의 균형을 유지하며 조직에서 세균을 없앤다.
46) 림프종이란 림프구의 암을 말하며 림프구들이 비정상적으로 성장하여 통제 범위를 넘어가 버리는 상태를 의미한다. 림프종은 일반적으로 림프절에서 시작되지만 위, 장, 피부와 같은 다른 장기에서 시작될 수도 있다.

수술을 하려해도 위 주위가 림프종46)에 의해 여러 개의 구슬처럼 되어있어 손을 쓸 수 없게 되어 의사도 그대로 덮어버리는 예가 많습니다.

스키루스 위암은 실제로 수술로 열어보지 않으면 알 수 없는 병으로 알려져 있습니다. 현대의학에서는 아직까지 치료할 수 없습니다.

스키루스 암의 처치 방법이지만 일본에서는 위나 십이지장의 수술을 하는 것으로 배꼽 밑까지 절개해서 크게 소화기관을 절제합니다.

이츠미씨의 경우에는 보도에 의하면 3kg이나 내장을 꺼냈다고 합니다만 이것은 현대 외과의사들의 전형적인 처치방식입니다. 그러나 저는 큰 의문이 있습니다. 누구도 알 수 있겠지만 그렇게 해서 생명이 연장될 리가 없습니다.

또한 외과의사는 수술할 때 왜 항상 수혈을 하지 않으면 안 되는지 정말로 의문입니다.

위나 십이지장의 수술을 하는 경우 보통 10~12cm 정도를 자르는 것만으로 충분히 수술이 가능할 것입니다. 그리고 수혈을 하면서 해야 하는 수술은 하지 않는 게 좋습니다.

10~12cm 정도를 절개하는 정도의 수술이라면 수혈 없이 가능하겠지만 일본에서는 간단하게 수혈을 하고 있습니다. 이러한 것은 일본에서만 허용되는 일입니다. 이제 곧 세계에서 통용되는 외과 의료를 실시해야 합니다.

그리고 반드시 수술을 해야 되는 환자라도 적어도 1~3개월간 〈야채수프)를 하루에 0.6ℓ 정도를 꾸준히 마신 후 다시 한 번 검사해보길 바랍니다.

그러면 수술을 하지 않고 해결되는 경우가 생길 것입니다. 부득이 암 수술을 하더라도 환부가 잘 아물고 치료도 빨라서 전이의 두려움도 없어질 것입니다.

또한 수술 전에 백혈구, 혈소판, 혈액형태, 저혈압, 위·간장의 검사를 반드시 실행하고, X-레이검사나 조영검사는 최대한 하지 않기를 바랍니다. 그러면 환자를 어느 정도 살릴 수 있을지도 모릅니다.

코발트 60[47]의 방사선 치료는 남은 생명을 단축한다

암 치료를 하기 위해서는 수술, 항암제, 그리고 방사선치료 등 세 가지 요법이 행해지고 있습니다. 그러나 의사도 방사선 치료의 효과는 별로라고 생각하고 있습니다.

한편 방사선은 인체에 중대한 손상을 줍니다. 저는 일절 방사선 검사를 받지 않기를 환자에게 바랍니다. 검사를 위해 가볍게 X-레이를 쬐는 것도 위험합니다. 하물며 암세포를 파괴할 목적으로 행해지는 코발

---

475) 코발트 60(60Co) : 코발트(Co)의 인공방사성원소이다. 코발트 60의 반감기는 5.27년이며, β붕괴하여 니켈(Ni)의 동위원소인 니켈 60(60Ni)이 된다. 또한 강한 γ선을 방출하므로 γ선원으로도 사용되는데, 공업적으로는 X선을 대신하기도 하고 의료에서도 암 연구 등에 이용된다.

트 치료는 더 말할 것도 없습니다.

　코발트치료를 받고서 생명을 잃은 환자의 사례가 다수 있습니다.

　어떤 뇌종양 환자의 경우는 이러했습니다. 뇌종양 적출수술을 하고 10일 후 환자는 혼자서 목욕을 할 수 있을 정도까지 되었습니다. 11일째 담당의사의 회진이 있어 이런 이야기를 주고받았다고 합니다.

　"오늘부터 방사선 치료를 하겠습니다."

　"선생님 기다려 주세요. 집사람하고 의논 좀 하고요."

　"나중에 후회할 거예요. 그리고 병원의 지시를 따르지 않을 거면 지금 바로 퇴원을 할 수 밖에 없겠네요."

　담당의사는 실망하며 병실을 나갔습니다. 그날 오후부터 좋든 싫든 간에 코발트 60을 연일 30회의 치료가 시작되었습니다. 그리고 29일째 방사선치료 중에 발작을 일으키고 사망, 31살이었습니다. 또한 그 환자가 죽었는데도 끝끝내 담당의사는 병실에 모습을 드러내지 않았습니다.

　코발트치료는 암뿐만 아니라 그 주위의 건강한 뇌세포도 파괴해 버립니다. 이 환자가 죽었을 때 얼굴은 쳐다 볼 수 없을 정도로 참혹한 검은 얼굴이었습니다. 수술 후 10일째 정도의 미소 띤 얼굴은 지금도 뇌리에서 떠나질 않습니다.

　'코발트 60의 치료가 암 재발을 막는다.' 라는 잘못된 믿음이 많은 사람의 생명을 빼앗는 결과가 되었습니다.

　어떤 경우가 있더라도 목부터 위쪽의 방사선치료는 절대로 하지 마세요. 암보다도 그 치료가 치명상이 되는 경우가 많기 때문입니다.

항암제는 위험하다

생명연장의 효과가 있다는 이유로 암 치료에 사용되는 항암제도 아주 무서운 것입니다. 이것을 허가하고 있는 보건당국과 관계의료기관에 대해서 의문이 있습니다.

항암제가 투여된 환자의 내장은 빠르면 1개월 만에 내장이 녹아내리고 암은 오히려 증식하기조차 합니다.

요즘은 암이라고 하면 3개월밖에 견디질 못하는 것이 세간에 일반적인 상식으로 되어있지만 그 원인은 항암제에 있습니다. 암으로는 그렇게 빨리 생명을 잃지 않습니다. 그리고 사망한 시체를 해부해 보면 내장은 너덜너덜 해져 있습니다.

약을 남용하는 작금의 의료실태가 가장 심한 형태로 나타나는 것이 항암제입니다. 이러한 것을 허용하는 의료행정에도 큰 책임이 있습니다. 의료는 약이 아닌 기술이며 의사의 감정과 의지입니다. 이것을 개선하지 않는 한 의료법은 사람을 치료하는 것이 아니라 죽이는 법이라 불러도 좋을 것입니다.

항암제뿐만 아니라 투약, 치료처치에 대해서 절대로 맹신해서는 안 됩니다.

면역이나 항체라는 말을 남용하는 의사와 건강식품에 주의하라

면역이든지 항체라는 말을 매우 애매하게 생각하는 사람이 많고 그 단어의 사용방법도 모르는 사람이 많습니다.

면역이라는 말을 사전에서 찾아보면 '인간 혹은 동물의 체내에 병원균이나 독소 즉 항원이 침입해도 항체에 의해서 발병이 되지 않게 하는 저항력을 가지고 있는 것. 다시 말해서 항원에 대해 선천적으로 항체를 가지고 있으며 또한 한차례 항원에 대한 반응으로 항체가 생긴 결과 후천적으로 저항력을 얻게 되는 것. 후자의 경우는 인공적으로 항체를 만들 수도 있다.' 라고 쓰여 있습니다.

면역은 엄밀하게 말하면 '항체의 형성에 의해 방어 작용'을 말하는 것입니다.

그리고 면역의 분류로는

1. 선천면역
2. 획득면역이 있습니다. 이 획득면역에는 또한 자연획득면역과 인공획득면역의 두 가지로 나누어져 있습니다.

면역이 뭐고 항체가 무엇인가를 학식이 있는 척 좀 더 그럴듯하게 이야기하는 선생님이 있습니다. 제대로 알지 못하는 사람이 말하는 것이므로 주의해야 합니다. 특히 암환자의 치료를 담당하고 있는 사람은 상투적으로 말을 합니다. 그러나 그들은 아무것도 할 수 없는 것이 현실입니다.

백혈병과 근육무력증에도 〈야채수프〉는 특효약적으로 효과가 있다

혈액 암이라는 백혈병에도 〈야채수프〉는 효과를 나타내며 많은 생명을 구했습니다.

〈야채수프〉와 현미차를 0.6ℓ 이상 매일 마시면 나날이 증상이 틀림없이 개선될 것입니다. 백혈병의 경우는 약을 서서히 줄여가면서 꾸준하게 마시면 백혈구, 혈소판이 10일 지나면 보통사람의 3분의 1까지 회복됩니다. 다만 약을 중단하지 않으면 안 됩니다. 3개월만 먹는다면 정상이 될 거라고 생각합니다. 1년간 끈기 있게 먹으면 평생 건강에 대한 걱정을 할 필요가 없습니다.

방사성 물질의 치료에 의한 부작용에서 오는 백혈병의 경우에는 〈야채수프〉, 현미차를 하루 량 0.6ℓ 이상을 마시면 혈소판은 하루 만에 약 1만2천, 백혈구는 7백~1만1백까지 상승합니다. 1개월만 마시면 거의 정상이 됩니다. 또한 돌연변이에 의한 급성백혈병인 경우에는 2주간 계속해서 마시면 혈소판은 13만~16만, 백혈구는 3천7백~4천으로 상승합니다.

그 밖에 〈야채수프〉와 함께 칼슘이 들어 있지 않은 프로틴[48]을 녹여서 드세요. 아침 10g, 저녁 10g 또한 마시고 나서 프로틴을 체내에서 낭비하는 일이 없도록 효소로 레시틴[49]을 아침에 1정, 저녁에 1정을

---

48) 프로틴(Protein) : 단백질(蛋白質)은 생물의 몸을 구성하는 고분자 유기물질이다. 흰자질이라고도 한다. 달걀 등의 새알의 흰자위를 이루는 주요 성분이다.
49) 레시틴(lecithin) : 글리세린 인산을 포함하고 있는 인지질의 하나이다. 생체막을 구성하는 주요 성분으로, 난황·콩기름·간·뇌 등에 많이 있다.

함께 먹으면 그 효과는 보다 빠르게 나타날 것입니다. 백혈병 환자는 앞에서 기술했듯이 소변요법을 실행하세요.

이 건강법에 이용하는 프로틴은 1캔, 레시틴 1병뿐입니다. 그 이상은 먹지 마세요.

소변요법과 〈야채수프〉를 병용하면 암이 급격히 소멸된다

저는 소변요법에 의한 건강법에 착수하고 나서 29년이 되었습니다. 당초 이 건강법을 발표했을 때는 '터무니없다.', '너무나 비위생적이다.' 등 많은 고충이 있었습니다. 그럼에도 불구하고 연구와 실험을 반복했습니다.

그리고 균이 가지고 있는 면역력을 높이기 위해서 〈야채수프〉와 혼합시키자 전혀 새로운 강한 면역반응을 만드는 것을 해명했습니다.

깨끗하게 한다고 해서 중병에 걸린 환자를 치료하는 것은 아닙니다. 일시적이며 우선 그 질병의 원인이 되는 병원균의 번식을 멈추게 하지 않으면 안 됩니다.

동시에 죽어가고 있는 세포의 소생과 재생을 빨리 해야 합니다. 그러기 위해서는 적어도 3개월간 다음에 제시하는 요령으로 소변요법을 병용해 주세요.

암 및 백혈병을 위해 소변과 〈야채수프〉를 혼합한 처방은 다음과 같습니다. 우선 아침에 맨 먼저 나오는 소변을 받습니다. 처음에 나오는 것은 버리고 도중의 소변을 30cc 컵에 받습니다. 이것을 〈야채수프〉

150cc에 혼합하여 마십니다.

이 소변요법이 왜 좋은지 말하자면 환자 자신의 소변 속에 암의 면역이 함유되어 있기 때문입니다. 또한 소변 속에 있는 이 면역에 〈야채수프〉를 넣으면 면역은 체내에 있는 균의 3배의 힘을 발휘하여 몇 시간 만에 효과가 나타납니다.

결국 환자 본인이 가지고 있는 암세포보다 면역이 강하기 때문에 암은 보다 빠르게 죽고 없어져 버리는 것입니다. 다만, 신장관련 질병이 있는 경우에는 소변요법을 권하지 않습니다. 신장을 회복시킨 후에 사용해야 합니다.

에이즈에 대한 건강법

에이즈에 대해서도 소변과 〈야채수프〉를 혼합하여 마시면 아주 좋은 효과를 올릴 수 있습니다. 이런 경우는 소변의 양을 늘려서 1일 3회 마시도록 하세요.

우선 아침 첫 소변을 조금 흘려 버리고나서 그 다음 소변을 한 컵(180cc) 가득 받아놓고 그 소변을 3등분(각 60cc)해서 이것에 컵의 3분의 2의 〈야채수프〉(각 120cc)를 추가로 넣어서 하루에 3회 아침, 점심, 저녁에 마시세요. 이것을 3개월 계속해 주세요. 이 소변요법을 하는 동안에 〈야채수프〉를 먹을 수 있는 만큼 먹으세요.

에이즈용 소변과 〈야채수프〉의 처방은 말기 암으로 복수가 차서 이뇨제도 효과가 없는 환자에게도 즉시 효과를 발휘합니다.

또한 암이라는 진단을 받은 환자는 망설이지 말고 이 건강법을 하면 어떤 암에 대해서도 같은 효과가 나타납니다. 이 경우는 3시간 만에 효력이 있습니다.

그리고 여기에서 에이즈 및 말기 암환자용 건강법의 주의 점을 설명하겠습니다.

1. 암에 대한 건강법을 실시하면 전부는 아니지만 통증이 옵니다. 이 경우는 좌약을 반드시 사용하세요. 목욕탕에서 들어가서 따뜻하게 하던지 찜질팩 등을 이용해서 아픈 곳을 따뜻하게 하는 것도 하나의 방법입니다.
2. 배뇨가 시원하게 되질 않거나 복수가 차는 경우에는 이뇨제를 복용하세요. 그래도 소변이 나오지 않는 경우는 링거 속에 이뇨제를 넣어서 맥박의 반 정도 빠르기로 천천히 주사를 맞으세요. 이 경우 포도당 10~20%의 것으로 충분합니다.
3. 다음에 변비가 되면 매일 배변을 좋게 하기 위해서 처방받은 병원약을 먹던지 변비약을 사용할 것을 권합니다.
4. 위장 기능에 이상이 없으면 현미차도 병용하는 것이 치료가 더욱 빠릅니다. 간장기능증상을 분별하는 데는 손, 발, 얼굴 등에 부종을 확인하는 것입니다. 이것이 없다면 우선 괜찮으니 현미차를 복용하세요.

현미차를 함께 마시고 있는데 부종이 생긴 경우 현미차는 즉시 멈추고 〈야채수프〉만 드세요. 이상은 말기 암, 백혈병의 경우 건강법입니다. 보통 암, 종양, 폴립 등의 환자는 환자 본인의 소변 30cc에 〈야채수프〉 150cc를 넣어서 하루에 1회씩 마시세요. 3개월간 꾸준히 마시십시오.

콧수염이 암의 원인이 된다

콧수염을 기르는 것은 무서운 일이라는 것에 주의하세요. 콧수염을 전자현미경으로 보면 놀라울 정도의 세균이 번식하고 있습니다. 세균의 수는 한사람이 수억 개로 '콧수염은 세균의 온상'이라고 해도 과언이 아닙니다.

최근 이 콧수염이 유행하고 있으며 특히 젊은 사람에게 많아졌습니다. 이 콧수염을 기르고 있는 사람의 내장은 식도에서 장 전체에 걸친 폴립이 생겼으며 위·십이지장궤양, 암의 발생율도 높다는 것을 알아주세요. 또한 콧수염을 기르는 사람을 보면 용모에 자신이 없고 소심하게 보이기 쉽습니다. 자신의 얼굴에 자신을 가지세요. 하물며 스스로 병을 만드는 어리석은 짓은 하지 말아야 합니다.

Part 2 | 질병별 〈야채수프〉 먹는 방법

5장

노인성 치매를 극복한다

치매에 걸리는 원인

치매는 어느 정도까지 발달한 지능이 병으로 황폐해지는 것을 말하며 지능뿐만 아니라 감정과 의욕도 심하게 황폐해집니다.

노인이 되면 생리적, 신체적, 정신적으로 쇠퇴해지는데 그 정도가 심한 것이 노인성치매입니다.

정신병적 증상을 드러내며 기억이 감퇴되고 판단력과 이해력이 떨어지고 제멋대로 행동하게 되며 환각이나 망상 등이 나타나서 마침내 착란상태가 됩니다.

그 밖에 치매의 원인으로는 뇌출혈 후의 후유증을 비롯하여 교통사고 등 두부외상 후의 후유증, 알코올, 약물중독 등 실제로 다양합니다.

그 중에서도 최근 알츠하이머병[50]이 큰 문제가 되고 있습니다. 이 병에 대한 질문도 아주 많이 증가했습니다. 또한 이 질병의 예방과 치료법, 양약은 없는 것인가 라는 질문도 많습니다.

알츠하이머병은 20대에서 50대에 걸쳐서 어느 날 갑자기 뇌세포가 무너져 내리듯이 붕괴를 시작해 자신이 누군지 모르거나 길을 잃어버리거나 집에 찾아가는 것조차도 전혀 할 수 없는 증상이 나타납니다.

왜 이러한 증상이 나타나는 것일까? 그 원인에 대해서는 여전히 명확하게 규명되지 않은 실정으로 치료법도 해명되지 않았습니다.

단지 간단하게 말하면 간뇌(間腦)와 소뇌(小腦)와의 연락통로를 통과하는 신경세포가 도중에 누전된 것이 원인이라고 생각하세요.

몸의 여러 곳에 와이어(전동용 특수섬유계)를 통해서 저주파를 보내면 그 뇌세포는 정상적인 사람처럼 작동합니다. 무슨 원인으로 뇌세포에 이러한 일이 일어나는 걸까요?

한 가지 확실한 주요원인이 있습니다. 이 뇌세포와 정신세포에 다량의 칼슘 혹은 동물성 지방을 가득 채워서 저주파를 보내면 알츠하이머병과 같은 반응을 나타내는 것입니다.

실제로 알츠하이머병의 큰 원인으로 약의 부작용이 있습니다. 유비데카레논(코엔자임Q10)51)은 외국에서는 거의 인정하고 있지 않는 강심제로 일본에서는 너무나 당연하다는 듯이 빈번하게 사용되고 있지만 이것이 알츠하이머병의 원인의 하나라고 생각합니다.

---

50) Alzheimer's disease : 주로 노인층에서 발생하나 중년에 발병하기도 하는 기질적 뇌 손상으로 인해 치매를 주요 증상으로 하는 정신장애.

이 약은 원래 부정맥 약으로 개발된 것입니다. 교감신경의 베타 수용기의 차단제로 지금도 합성되어 시판되고 있습니다. 이 약은 제약회사에서는 혈압강하작용과 협심증 약으로도 사용되고 있습니다. 전문가는 베타블로커[52]라고 부릅니다.

여기에서 주의할 것이 이 유비데카레논 제제를 함유하는 혈압강하제, 강심제를 투여하는 경우 의사는 칼슘제를 함유한 음식물, 건강식품 등의 섭취를 피하도록 환자에게 알려주지 않으면 안 됩니다. 그것과 동시에 의사는 이 약의 투여에 더욱 주의할 필요가 있습니다.

유감스럽지만 요즘의 현실은 오히려 칼슘제를 병용해서 투여하고 있습니다. 모르는 것이 약이라는 속담 때문은 아니지만 참다운 의사라면 환자에게 투여하는 의약품의 내용물질과 다른 약물과의 인과관계를 잘 알아보고 취급해야 합니다.

---

51) 코엔자임Q10은 체내에서 합성되는 조효소이다. 체내에서 에너지를 생산하기 위한 필요성분으로서 '보효소Q10' '유비데카레논' '비타민Q'라고도 부른다. 항산화 성분이자 세포 성장과 유지에 도움을 주는 것으로 알려진 성분으로 최근 건강 보조식품으로 각광받고 있다. 코엔자임Q10 복용 시 혈당수치가 떨어질 수도 있으므로 당뇨병 환자나 저혈당 환자는 복용약물, 허브나 건강 보조제에 이 성분이 들어 있는지 여부와 복용에 대해 의사와 꼭 상담해야 한다.

52) β-blocker : 원명은 β-아드레날린 작동성 차단제. 교감신경계 질환이나 그 조절에 쓰이는 합성약. β차단제는 불안·고혈압을 조절하고, 협심증(狹心症)과 심부정맥(心不整脈)을 포함하는 여러 가지 심장질환을 치료하는 데 사용된다. 또한 심장마비 환자의 2차적인 위험부담을 낮추는 데도 효과적인 약물로 밝혀졌다.

제약회사 판촉업자의 설명만 듣고 문헌조차 확인하지 않는다면 환자에게 설명할 수가 없습니다. 또한 동시에 큰 잘못을 일으키는 주요 원인도 됩니다.

한 가지 더 알츠하이머병의 큰 원인은 영양을 섭취하는 방법이 잘못되었기 때문입니다.

태아의 뇌세포는 베타단백질[53]에 의해서 성장과 발육을 억제하여 출산할 때까지 작은 모습인 채로 되어 있습니다. 그렇기 때문에 어머니의 뱃속에서 모든 기능을 갖추는 것에 전념할 수 있습니다. 그리고 출산과 동시에 지금까지 억제되어 있던 뇌는 베타단백질을 급속하게 뇌신경세포와 뇌신경원섬유세포로 바꾸는 것입니다. 그러면 간뇌(뇌의 일부분, 제3뇌실이라고 불리는 부분으로 시신경상[54]·뇌하수체[55]·송과체[56])가 있다. 인간은 대뇌의 발달에

---

53) 베타단백질(beta-amyloid protein) : 만성 열성 질환으로 인하여 뇌, 췌장, 신장 따위에 생기는 당단백질의 하나
54) 시신경상 : 감각, 충동, 흥분이 대뇌 피질로 전도될 때에 중계 역할을 하는 달걀 모양의 회백질 덩어리. 간뇌의 뒤쪽 대부분을 차지하고 있는데, 본능과 감정의 중추 역할을 한다.
55) 뇌하수체 : 간뇌 밑에 있는, 돌기 모양의 내분비샘. 전엽, 중엽, 후엽의 세 부분으로 이루어져 있고, 다른 내분비선의 활동을 지배하는 호르몬을 분비하며, 생식과 발육에 밀접한 관계가 있다.
56) 송과체 : 좌우 대뇌 반구 사이 셋째 뇌실의 뒷부분에 있는 솔방울 모양의 내분비 기관이며, 생식샘 자극 호르몬을 억제하는 멜라토닌을 만들어 내는데, 조류에서는 체내 시계의 작용을 한다.

의해 그 일부처럼 되어있다.)가 훌륭한 감정을 표현하게 됩니다. 그리고 뇌의 성장은 신체의 발육, 동작을 촉구하게 됩니다.

그러나 치매가 시작되면 왜 그런지 뇌신경세포에 베타단백질이 활발히 증식되어 뇌신경세포를 망가뜨리게 됩니다.

그 후에 남은 뇌신경원섬유세포는 그물상태로 변해서 뇌에 구멍이 생깁니다. 이것을 치매라고 합니다. 그것은 잘못된 영양섭취방식과 화학물질이 체내에 들어 온 것이 원인입니다.

육류와 유제품이 치매를 만든다

동물성 단백질, 우유, 유제품 등을 많이 섭취한 경우 인체에 미치는 면역이 문제가 생기게 됩니다.

무슨 말인가 하면 우리가 식용으로 키우는 가축동물의 수명 1년은 대개 인간수명의 약 5년에 해당합니다. 즉 동물의 열 살은 인간에게는 오십 살입니다. 그렇기 때문에 가축의 이십 살은 인간의 백 살과 같다는 계산이 됩니다.

그러나 요즘 우리들은 많은 고기를 먹고 우유를 마십니다. 그 때문에 체질이 이들 동물과 가까워져 버렸습니다.

오늘날 10대에게 백발, 고혈압, 당뇨병, 십이지장궤양, 위궤양 등 옛날에는 생각도 할 수 없었던 노인성 질환이 많이 생기는 이유입니다. 심장병에 걸리거나 뼈가 부러지기 쉬운 것도 그 한 예입니다. 20세에 치매에 걸렸다고 해도 결코 이상한 일이 아닙니다. 동물연령으로는

100살이 되어 있기 때문입니다.

필자는 육류와 유제품의 섭취가 알츠하이머병의 원인이라고 생각합니다.

화학합성물질에 의해서 치매가 발생하고 있다

화학합성물질 특히 화학합성에 의한 색소제, 항생물질의 장기투여와 다량투여는 베타 단백질의 증식을 초스피드로 촉진시킵니다. 이 베타단백질의 증가는 앞에서 말했듯이 치매의 원인이 됩니다.

많은 동물실험과 임상실험에서 관찰해보면 투약량과 기억력의 변화는 밀접한 상관관계가 있다는 것을 알게 되었습니다. 놀라운 것은 사망한 환자의 뇌를 조사해 보면 뇌혈관은 물론 뇌세포 속까지 색소 등 화학합성물질이 깊숙이 들어있었습니다. 이들 물질이 뇌의 기능을 차단하고 전달을 방해하는 역할을 하고 있습니다.

알코올 중독이나 약물중독이 된 손가락이 떨리는 현상을 '수전증' 이라고 하는데, 이러한 증상이 일어난 원인은 과도한 투약 때문 입니다.

그럼에도 불구하고 보다 계속 많은 투약을 하기 때문에 치매에 걸린 뇌를 더욱 마비시키게 됩니다.

사망한 알츠하이머병 환자를 해부하고 그 뇌세포를 조사해 보면 사인이 되는 주된 병명에 의한 사인은 얼마 되지 않습니다. 실제로는 뇌 신경세포 등 기능마비에 의한 것이 많으며 이것은 치매치료를 위한 투약에서 생긴 것입니다.

치매를 비롯한 이러한 뇌신경의 마비를 예방하기 위해서는 어떤 병이 있어도 주된 병명에 대한 2개까지의 약만 투여하고 그 뒤로는 질병에 대한 투약을 승인하지 않아야 합니다.

약물에 의한 부작용이 있기 때문에 해외 선진국에서는 무조건 약물로 병을 고치려는 약물 과다복용은 없습니다. 이런 잘못된 의료행위는 하루빨리 시정되어야 할 것입니다.

〈야채수프〉와 환자에 대한 배려가 치매를 치료한다

오늘날 치매를 치료하는 약은 없습니다. 보건당국이 인가한 치매 치료약이 있다고 해서 치매를 다루는 정신과 의사와 함께 1년에 걸쳐서 관찰했지만 한 사람도 낫지 않았습니다.

치매는 점점 진행될 뿐으로 결과는 부득이 향정신약의 투여를 하지 않을 수 없습니다. 의약품에 있어서 중요한 것은 의약품설명서나 문헌이 아닙니다.

환자를 치료하는데 정말 도움이 되는 것은 치료하는 사람의 마음입니다. 다른 사람이나 약물에 의지하지 말고 성심성의껏 환자를 위해서 '진심을 다한다.' 는 사람의 마음이 약입니다.

동시에 〈야채수프〉를 하루에 최저 0.6ℓ를 마시는 것입니다. 〈야채수프〉 속에는 인간의 뇌 성장과 발육에 빼놓을 수 없는 인(燐)이 대량으로 함유되어 있습니다. 치매방지와 기능회복에는 최고의 치료법입니다.

그리고 치매의 회복에 빼놓을 수 없는 것이 환자의 과거의 추억입니다. 여유가 있으면 환자의 손과 몸에 자신의 손을 얹어서 하루에도 몇 번씩, 몇 십번이라도 이야기를 해 주세요.

그리고 과거의 세계에서 자연스럽게 현재 생활로 옮겨 오는 것입니다. 그런데 주의하지 않으면 안 되는 것은 결코 화를 내서는 안 되며 폭력을 휘두르지 말고 치매라고 말하지 않는 것입니다. 이 세 가지는 반드시 지켜야 합니다.

또한 산책이나 손을 씻는 것을 권할 때는 환자의 오른 팔과 자신의 팔을 춤을 추는 것처럼 팔짱을 끼고, 환자가 걷기 전에 말을 하면서 자신의 발을 환자의 앞으로 내밀며 한 번 돌아보세요. 어떤 완고한 환자라도 간단하게 유도할 수 있습니다. 시도해 보세요.

치매 방지에 중요한 것은 아침, 점심, 저녁의 세 번의 식사를 밥으로 먹는 것, 걷는 것, 그리고 가능한 한 약을 먹지 않는 것입니다.

냉난방이 치매를 증가시킨다

냉난방의 발달과 함께 류머티즘[57]과 치매증상의 환자가 많아졌습니다. 왜 그렇게 된 것일까요? 이유는 생명체가 온기에 대해 아주 약한

---

[57] 류마티즘(rheumatism) : 뼈, 관절, 근육 따위가 단단하게 굳거나 아프며 운동하기가 곤란한 증상을 보이는 병을 통틀어 이르는 말. 한랭(寒冷)·습기(濕氣)·세균 감염 따위가 원인으로, 관절 류머티즘·근육 류머티즘·류머티즘열 따위가 있다.

성질을 가지고 있기 때문입니다. 음식물도 따뜻한 곳에서는 금방 부패해 버리는 것과 같은 원리입니다. 머리뿐만 아니라 전신을 하루에 2~3분간 영하 30도~40도 정도까지 차갑게 하면 노인성 치매나 류머티즘의 환자는 틀림없이 없어질 것입니다. 현재는 이러한 초저온요법이 행해지고 있으며 성과를 올리고 있습니다. 저는 류머티즘과 치매에 매우 효과가 있을 거라고 생각합니다. 어차피 모든 인간이 서서히 말 그대로 머리를 식히는 때가 오지 않을까요?

여성의 치매와 유방암이 증가한 원인은 귀금속 장신구의 탓

"최근 몇 년간 여성 치매환자가 증가하고 있다"라는 병원관계자나 보건당국자의 우려하는 소리가 자주 들립니다.

그래서 140명의 환자를 만나고 그 관계자에게 환자의 병력에서 가족구성, 과거에서 현재까지를 조사해 보았습니다. 그 결과 환자들의 선조, 형제, 자매에게는 치매와 관련이 있는 요인이 하나도 없었습니다. 즉 유전적 요소가 전혀 없다는 것입니다.

그럼에도 불구하고 치매가 나타납니다. 그렇다면 무슨 원인으로 이렇게 치매가 증가하고 있을까요? 1년에 걸쳐 철저히 추적한 결과, 의외의 사실을 알게 되었습니다. 그것은 아름답게 차려입은 여성이 겉모습을 화려하게 하면 할수록 그 사람의 뇌는 퇴화한다는 사실입니다.

'저 사람은 예전에 양쪽 손에 반지를 끼고 귀걸이에 목걸이, 팔찌 등 모든 금빛으로 번쩍거렸습니다. 어째서 저 사람이…' 라고 친구나 주위

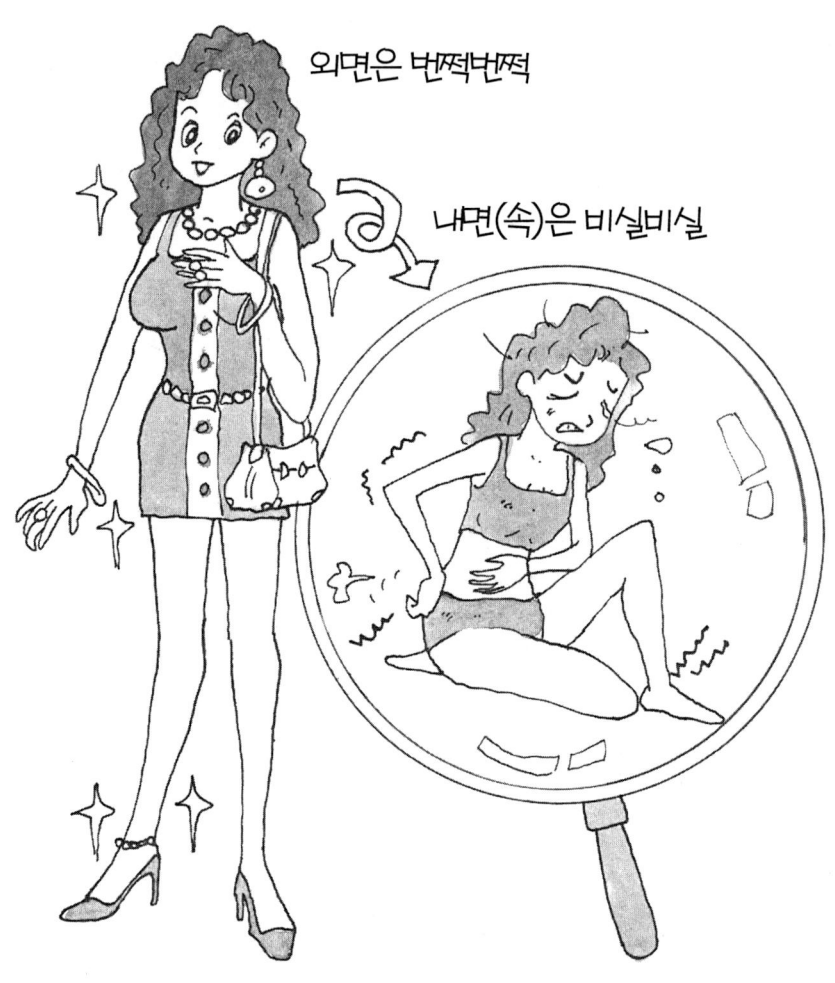

분들에게 들을 수 있었습니다. 사실은 이 증언과 치매가 밀접하게 관계가 있는 것입니다.

장신구를 몸에 지니고 있는 사람과 그렇지 않은 사람을 비교해 보면 양손에 반지, 두 귀에 귀걸이를 하고 목걸이(금제품)를 하고 있는 사람은 거의 다음과 같은 질병을 어떤 것이든 가지고 있다는 것을 밝혀냈습니다.

1. 어깨 결림이 시작된다.
2. 청각이상(특히 저음이 들리지 않는다.) 귀에 따라서는 난청이 있다.
3. 시각장애(좌우시력의 오차, 난시, 시야가 좁아지는 것) 등이 일어나고 젊은 사람에게 백내장이 조금씩 보인다.
4. 특히 젊은 10대, 20대의 사람은 생리통, 생리불순, 불면, 요통을 동반한 근종, 폴립이 현저하게 나타난다. 유방암은 최근 몇 년간 특히 많아졌다. 증가율이 70%를 넘고 있다.
5. 두뇌 회전은 나빠지고 건망증, 기억력 감퇴.
6. 반사 신경의 둔화, 자제심이 결여된다.
7. 지병이 된 변비
8. 피부가 거칠고 신체적으로도 탄력이 없어진다.
9. 정신적으로 안정성을 잃고 정서불안이 있다.

이러한 질병들 중 어느 한 가지 이상은 모든 사람이 가지고 있다는 결과가 나왔습니다. 겉보기에는 화려하지만 몸은 허약해집니다.

또한 이 귀금속을 몸에 지녔을 때의 피해증상을 조사하기 위해서 동물실험을 해 보았습니다. 그러자 실제로 놀랄만한 일이 일어났습니다.

> **예 1** 박쥐의 귀에 0.3캐럿의 금장신구를 달자 박쥐는 날지 못하였다.(박쥐는 자신의 혀에서 초음파를 보내 그 음파에 의해서 거리를 측정해서 하늘을 날아다닙니다.)

> **예 2** 쥐는 한쪽 방향으로 밖에 돌지 못하게 되었다.

> **예 3** 뱀은 구불구불 움직이지 못하게 되었고 하나의 막대기처럼 되었다.

> **예 4** 개나 고양이에게 귀걸이와 목걸이를 달자 얼마 지나자 죽어 버렸다.

자연의 동물은 민감하게 반응했습니다. 그러면 왜 금속장신구를 몸에 지니면 나빠지는 것일까요?

인체는 저주파의 전기를 일으켜 그 전류가 피부와 신경에 전달되어 뇌에서 나오는 명령을 신체의 여러 곳에 전달해 주는 것입니다. 다시 말해서 피부는 신경전달에 있어서 중요한 역할을 하고 있는 것입니다.

금속장신구를 몸에 지니면 그 중요한 회로를 차단하고 접지하여 방전하게 됩니다. 폴립이나 암이 생겼을 때 뇌세포는 열심히 백혈구나 T세포에게 이상세포를 공격하도록 지시하지만 장신구에 의해서 명령이 중단돼 버리기 때문에 목에서 아래로의 치료적 공격이 불가능해지는 것입니다.

이 때문에 유방암, 자궁암, 폴립 등이 쉽게 생기게 됩니다. 이러한 장신구에 의한 암환자 수는 매년 2배씩 증가하고 있습니다. 동시에 여성 치매환자가 배로 증가하고 있는 것도 사실입니다.

인간은 25세를 넘으면 뇌세포가 하루에 10만개씩 줄어들고 있지만 장식구인 금속물질을 몸에 지니고 있으면 뇌세포는 한층 더 3배의 기세로 감소해 갑니다. 즉 하루에 30만개씩 뇌세포가 없어지고 있는 것입니다.

이것이 치매를 만드는 큰 요인이라는 것을 알아주세요. 이 글을 읽는 분들은 자기 자신과 자녀도 가까운 병원에서 시력, 청각의 검사를 받도록 하세요.

100% 어딘가 문제가 있을 것입니다. 허리가 무겁고 하복부가 더부룩하고 난소농종 외에 자궁암, 폴립 등이 생겼을 것입니다.

그런데도 반드시 화려하게 하고 싶은 사람은 적어도 오른쪽이든 왼쪽이든 한쪽으로 모아서 하면 신체에 주는 영향은 반으로 줄일 수 있습니다. 그러면 최소한 살 수 있는 방법입니다.

참고로 젊은 사람으로 이러한 증상이 있는 사람은 〈야채수프〉를 하루에 0.6ℓ 이상을 1년간 복용하세요. 폴립이나 암 등은 걱정 없이 치료됩니다.

뇌 장애의 회복에 〈야채수프〉가 최적

뇌 장애는 여러 가지 경우가 있는 질병입니다. 외상성 혹은 뇌출혈후유증, 뇌종양, 뇌연화, 동맥경화, 혈전, 당뇨병으로 인한 뇌출혈, 그 밖에 간질 발작, 심각한 뇌 장애로 인한 보행, 언어, 실금(대소변), 정서장애(울거나 웃거나) 등이 있습니다.

모든 경우에도 〈야채수프〉와 현미차가 탁월한 효과를 발휘합니다. 그것은 〈야채수프〉 속에 뇌를 형성하고 복원하는 데에 빼놓을 수 없는 성분들이 들어있습니다.

우선 간질 발작이 있는 사람은 〈야채수프〉와 현미차를 하루에 0.6ℓ 이상, 3일 이상을 마시면서 약을 서서히 줄여 주세요. 〈야채수프〉를 마시기 시작해서 1개월 정도 지나면 어떤 간질이라도 약이 필요 없어집니다. 지금까지 만난 7천명 이상의 간질발작 환자 중에 1개월 이상 〈야채수프〉를 먹은 사람 중에서 "가끔 약을 먹는다."라고 말하는 사람이 불과 3~4명밖에 되지 않습니다. 약은 영구적으로 먹는 것이 아닙니다. 서서히 멀리해야 합니다.

다른 뇌 장애로 인한 기능마비 환자는 〈야채수프〉 0.6ℓ, 현미차 0.6ℓ 이상(하루 24시간의 양)을 복용하세요. 3일 후부터 약을 서서히 중단하세요.

기본적으로 뇌의 기능회복에 효과가 있는 약은 없다고 생각합니다. 단지 고혈압 약은 서서히 줄이는데 적어도 3개월 정도를 목표로 하고 줄이도록 하세요. 또한 혈압을 가정에서 측정하는 경우 최근의 디지털식 혈압계는 최고혈압에서 20, 최저혈압에서 10의 수치를 빼야 한다고 생각하세요.

여기에서 우선 중요한 것은 뇌 및 척수, 척수골절로 인한 기능장애, 하반신 마비 등에 대한 모든 경우도 그러하지만 저주파전기치료나 침 그리고 자기치료 같은 치료는 결코 하지 않는 것입니다.

그다음 중요한 것은 소용없는 약은 중단하는 것입니다. 몇 년간 복용해도 좋아지지 않는다는 것은 이미 약이 아니며 약으로 인해서 기능이 마비되는 경우가 더 많고 치유를 방해할 뿐입니다.

어떤 환자는 뇌 장애로 4년간 누워있으며 기저귀를 차고 말을 할 수도 들을 수 없으며 양손이 굽어진 상태였습니다. 그러나 〈야채수프〉를 6개월 이상 복용하자 스스로 걸을 수 있게 되었습니다. 1년 후에는 말도 할 수 있게 되었고 옷을 혼자서 입을 수 있게 된 것입니다. 약을 먹고 있었을 때는 이러한 회복은 불가능합니다. 약을 중단한 것도 병이 나아진 원인입니다.

뇌종양에 걸린 사람이 〈야채수프〉를 마실 때 주의가 필요한 경우가 있습니다. 뇌종양 수술 후 호스를 꼽고 있는 경우 〈야채수프〉와 현미차를 3일간 먹게 되면 호스 속에 뇌세포가 들어가게 됩니다. 빨리 호스를 빼지 않으면 빼는 데에도 시간이 걸리고 일시적으로 두통을 동반하기도 합니다. 호스를 빼 버리고 6개월간 〈야채수프〉를 복용하면 완전히 이전의 뇌와 같은 정도까지 회복합니다.

또한 뇌 장애시 기능회복에 가장 중요한 것은 조금이라도 걸을 수 있게 되면 아무리 환자가 넘어져도 스스로 일어나도록 하는 것입니다.

부축을 해주는 것은 환자를 위하는 것이 아닙니다. 작은 것(동작)의 훈련에서 의외로 놀라운 회복을 보게 될 것입니다.

사회복귀요법(리허빌리테이션)58)에 필요한 조건은 다음과 같습니다.

1. 결코 동정하지 않는다.
2. 화내지 않는다.
3. 매일 자세히 관찰한다.
4. 손에는 인형, 골프공 등을 쥐어준다.
5. 발가락, 복사뼈, 무릎을 차례대로 움직이는 것.
6. 잘 때 이외에는 쉬지 말고 움직일 수 있는 곳은 움직이는 것.

지주막하출혈[59], 뇌출혈의 경우 8시간 이내에 수술을 하면 후유증이 남는 확률은 극히 적다는 것을 알아 두세요. 짧은 시간 동안에 처치가 가능한지 아닌지가 생사의 갈림길이 됩니다.

평소 알아 놓아야 할 것은 외과, 뇌 외과, 뇌신경 외과, 정형외과의 간판이 걸려 있는 응급지정병원의 일요일, 휴일, 야간 그리고 매일 전문의가 상주하고 있는지를 확인해야 합니다.

---

58) rehabilitation : 재활의학.
59) 지주막하출혈(거미막하출혈) : 거미막과 연질막(軟質膜) 사이의 뇌척수액이 차 있는 공간에서 일어나는 출혈. 갑자기 머리가 아프고 토하거나 의식을 잃고 경련을 일으키는 따위의 뇌졸중과 비슷한 증상이 나타난다.

Part 2 | 질병별 〈야채수프〉 먹는 방법

6장

〈야채수프〉로 내장질환과 비뇨기질환을 고친다

당뇨병의 건강법과 예방의 방법

일반적으로는 소변 속에 당이 많이 나오는 것을 당뇨병이라고 말합니다. 당뇨이면서 실제로 가장 무서운 것은 밖으로 나오지 않고 내장 속에 당뇨를 앓고 있는 사람이 상당히 많습니다.

이것은 소변 속에 나오는 당뇨병과는 달리 좀처럼 표면화되지 않기 때문에 특히 주의해야 합니다. 오랫동안 원인불명으로 몸 상태가 나빠져 병원을 다니다가 갑자기 쓰러진다던지, 몸이 휘청거려서 병원에 가면 당뇨병이라고 하여 그날로 입원해서 인슐린 주사를 맞기 시작했다는 사람이 많다. 이것이 내장의 당뇨병입니다.

이러한 일이 없이 40세를 지났다면 혈액검사와 소변검사를 2~3년에 한번은 받으세요. 이것이 예방의학입니다.

혈당검사지수[60] 600~650 정도인 분은 약보다도 매일 만보씩 걷는 것입니다. 그리고 식사를 하고나면 움직이는 습관을 몸에 지니도록 합니다. 〈야채수프〉 0.6ℓ, 현미차 0.6ℓ 이상을 1년간 복용했더니 당뇨가 없어진 사람이 87%입니다.

직장에 다니는 사람은 현미차를 회사에 가지고 가서 수시로 마시고 아침저녁은 집에서 〈야채수프〉를 마시세요.

식사제한, 단 음식, 알코올 등의 제한을 두지 않아도 좋습니다. 이 경우 아침, 점심, 저녁을 반드시 밥으로 먹고 어패류를 매일 드세요. 우유, 유제품, 치즈, 버터, 육류고기는 절대 먹지 마세요.

육류고기에 영양이 있다고 하는 이야기는 거짓말이라고 생각하세요. 육류고기 속에 함유된 혈액은 특히 무서운 알레르기의 원천입니다. 이것에 대해 어패류에는 육류의 3배에서 7배의 천연 칼슘, 철분, 비타민B_2 등이 균형 있게 함유되어 있으며 알레르기가 없는 최고의 영양식입니다.

식사규칙을 지키지 않는 사람은 어떤 것을 해도 질병으로부터 벗어날 수 없습니다.

다음과 같이 주의사항을 말씀드리겠습니다.

당뇨병 약은 먹는 약과 인슐린 등 모두 오전 중에만 사용하세요. 다

---

60) GI수치(혈당지수) : 공복에 음식을 먹은 다음 30분 후의 혈당치 상승률(포도당을 100으로 한 경우)과 식품 100g 가운데 당질 함유량으로 산출한 수치

만 오후부터는 상당히 몸이 나쁜 분만 소량을 복용하도록 하세요. 왜냐하면 당뇨병 약은 저혈당을 일으키기 때문입니다. 〈야채수프〉와 현미차를 복용하면 지수 400 정도의 사람도 10일 정도 만에 당뇨가 나오지 않는 사람이 많습니다. 10명이면 6.3명까지가 당뇨증세가 나타나지 않습니다. 이런 사람들은 평생 당뇨병과 관계가 없어집니다. 인슐린주사를 맞고 있는 사람은 당뇨병의 회복상태를 정확하게 파악하고 특히 저혈당에 주의하세요.

그런데 당뇨병의 식사에 대한 잘못된 생각이 널리 알려져 있습니다. 당뇨가 나오는 것은 신체에서 필요한 당이 체내에서 소화되지 않고 밖으로 배출된다고 생각하세요. 그러면 그 부족한 당분을 보급해 주지 않으면 안 되는데도 불구하고 병원치료는 칼로리를 계산해서 식사를 제한합니다. 그러면 영양실조로 눈이 보이지 않게 되며 백내장이 되는 것입니다.

일반적으로 병원에서 이야기하는 식사 주의사항은 위험한 내용입니다. 어째서 이런 이유를 주장하는지 모르겠습니다. 잘 생각해 보세요. 인간은 무엇이 중요합니까? 살고 있는 동안에 먹고 싶은 것은 먹고, 마시고 싶은 것은 마시는 거야말로 인생입니다. 병원에서 알려주는 식이요법대로 먹지 않고 마시지도 않았는데 눈이 보이지 않는다면 이상한 이야기입니다.

필자의 생각과 병원의 영양지도 중에 어떤 것을 취할 것인가를 결정하는 것은 당신입니다. 즐거운 인생을 생각하세요.

운동과 호르몬의 분비

혈당치 조절에는 운동이 가장 중요합니다. 운동은 당뇨병에 관계하는 호르몬 분비를 좋게 합니다.

그 호르몬은 심방성나트륨이뇨호르몬[61](ANP)과 펩티드뇌성이뇨호르몬(BNP)입니다.

인공적으로 정렬된 심방성나트륨이뇨호르몬(ANP)은 아미노산의 배열에서 인간은 다른 부분이 있지만 이것을 투여한 흰쥐의 동물실험에서는 혈압강하, 나트륨배설 등 약리작용을 가지고 있는 것으로 확인되었습니다.

펩티드뇌성이뇨호르몬(BNP)은 신장 기능과 혈압 조절을 하는 것입니다. 신 펩티드를 구성하는 아미노산은 26군데에서 생깁니다. 돼지의 뇌에는 ANP보다 7~10배나 많다고 합니다.

또한 BNP가 혈관의 확장작용이 강하고 혈압을 내리는 효과도 많다고 합니다. 그리고 ANP는 심장에 많이 함유되어 있지만 BNP는 뇌에 많이 함유되어 있다는 점이 특색입니다.

그래서 안절부절 하거나 화를 내거나 심통을 내고나면 이러한 호르몬과 베타카로틴[62] 등의 분비가 불충분하게 되어 도움을 얻는 것도 불

---

61) ANP : atrial natriuretic peptide 심장으로부터 분비되어, 강한 이뇨, 나트륨 이뇨작용을 나타내는 펩티드.

가능해 집니다.

그 결과 배설은 고사하고 이뇨, 혈압조절, 인슐린에 의한 당뇨수치 조절이 불가능하게 됩니다. 이때 가장 주의를 기울여야 합니다. 신체의 밸런스가 무너지기 때문입니다. 당뇨병도 이렇게 해서 걸리는 것입니다.

좀 더 많이 움직이고, 더 많이 일을 하고, 더 많이 운동을 해야 합니다. 친구들과 이야기를 하고, 춤을 추고, 노래를 부르고, 웃고, 즐기는 인생을 보내는 것이 중요합니다. 이러한 습관을 확실히 생활화 하십시오.

인체기능은 신체를 움직이는 조건하에 가동됩니다. 안정, 포식, 게으른 것은 아무것도 얻을 수 없습니다.

요점은

1. 무리하지 않는다.
2. 싫은 것은 하지 않는다.
3. 자연스럽게 움직이는 것입니다.

조깅이나 산책을 할 때 2㎝ 이상 쿠션이 있는 신발을 이용하면 피로를 줄이고, 그 밖에 건강유지를 위해서는 최고입니다.

---

62) 카로티노이드 탄화수소 색소의 하나. 천연적으로 당근 뿌리, 고추 열매 따위에 널리 존재하며 보통 엽록소와 공존한다. 동물의 간에서는 비타민A로 변한다.

신장병과 네프로제증후군의 건강법

신장병과 네프로제증후군[63]의 건강법은 〈야채수프〉와 현미차를 마시는 것이 아닙니다.

이 건강법은 1,000명의 환자에게 승낙을 얻어서 임상실험을 하여 7년간의 세월을 걸쳐서 1989년 7월에 완성했습니다. 임상시험에서는 96%가 치유된 것을 알 수 있었습니다.

그 준비와 하는 방법은 다음과 같습니다.

이 방법 이외의 다른 치료를 동시에 실시하는 것은 피해주시기를 바랍니다. 또한 이 건강법의 실행기간도 지켜주세요. 이 건강법에서 사용하는 음료수는 마시면 15분 만에 그 효과가 나타납니다. 소변의 배출 상태, 소변의 색깔, 그리고 소변의 냄새 등이 한꺼번에 정상화 될 것입니다.

---

[64] Nephrose症候群 : 신뇨 세관(腎尿細管)의 변성(變性)에 의하여 온몸이 붓고, 단백뇨가 심하게 나오며 소변의 양이 매우 적어지는 신장병.

신장 기능을 회복하는 끓인 즙 만드는 방법

〈재료-1일분〉

개다래[64](별명 무시고부) : 5g

감초 : 5g

물 : 4홉(약720cc)

〈끓이는 방법〉

개다래 5g과 감초 5g을 4홉(약720cc)의 물속에 넣고 끓입니다. 물이 끓으면 불을 약하게 해서 약 10분간 더 끓인 후 자연적으로 식을 때까지 기다리세요. 식으면 이 끓인 것을 하루에 세 차례 나누어서 복용하세요.

〈주의사항〉

① 이 방법대로 하고 결코 분량 등을 마음대로 변경하지 마세요.

② 개다래는 여러 종류가 있기 때문에 구매를 할 때는 반드시 작고 둥근 모양으로 된 것을 달라고 말하세요.(가늘고 긴 것은 효과가 없습니다.)

③ 신장의 건강을 위해서 이 수프를 마시는 것은 1~2개월 정도 입니다. 결코 영구적으로 복용하는 것은 아닙니다. 만성이든지 초기든지 급성 신장염 등에는 1개월 복용으로 충분합니다.

---

[64] 개다래나무 : 다래나무와 비슷한 나무로 꽃은 여름철에 밑을 향해 피며, 열매는 9~10월에 누렇게 밑으로 처지면서 익는다. 혓바닥을 찌르는 맛이 나고 달지 않다. 한방에서는 개다래에 벌레가 들어가 살면서 만들어진 우툴두툴한 벌레집과 열매를 따서 함께 말린 것을 목천료(木天蓼)라고 하는데 몸을 덥게 하거나 배앓이에 효과가 있다.

④ 개다래와 감초를 한번 끓인 찌꺼기는 버리지 말고 다음날 그 우려낸 찌꺼기에 물 4홉을 넣고 재탕하여 드세요.
⑤ 신장 건강법은 개다래 100g, 감초 100g이 한 기간의 분량입니다. 앞에서 말했듯이 재탕하여 먹게 되면 40일분이 됩니다.
⑥ 이상의 건강법이 끝나고 나면 소변과 혈액검사를 받아보세요. 신장은 정상일 것입니다.
⑦ 신장투석을 받고 있는 분은 〈야채수프〉를 아침 100cc, 저녁 100cc 마시는 것부터 시작하세요. 그것은 투석단계까지 증상이 진행되었을 때는 분명히 좋아진다고 단언할 수 없기 때문입니다. 현재 연구 중이라는 것을 알아주세요. **또한 신장병이라고 진단받은 사람의 경우는 현미차는 결코 마시지 마세요.**
⑧ 신장의 건강법은 40일간으로 끝나기 때문에 41일째부터는 아침, 점심, 저녁으로 〈야채수프〉 180cc를 3회 약 5개월간 복용하세요. 그 후에는 〈야채수프〉를 지속해서 복용하면 평생 병에 걸리지 않고 건강한 몸을 유지할 수 있습니다.
⑨ 신장병은 물론 고혈압, 그 밖의 일반사람도 마찬가지로 염분섭취를 삼가 하라고 간단하게 말하는 사람이 많이 있습니다. 이것은 큰 잘못입니다. 식사할 때는 맛있게 먹고 배출할 때에 정확하게 내보내면 됩니다.

매실장아찌[65] 1개의 염분을 계산하면 5g정도가 됩니다. 이것을 배출하는 데는 5g의 해초를 먹으면 되는 것입니다. 녹미채[66]와 미역을 5g 먹으면 뱃속에 들어간 염분은

---

65) 소금에 절인 매실을 말렸다가 차조기 잎을 섞어 담근 장아찌
66) 녹미채=톳 : 늦은 여름 발아하여 겨울에 자라기 시작하여 이듬해 봄이 되면 30~100cm까지 자라서 여름에 말라 죽는다. 바닷가 바윗돌에 붙어 자라는데 채취하여 잎을 식용한다.

전부 해초에 흡수되어 배변과 함께 밖으로 나옵니다. 전혀 걱정하지 마세요.

당뇨병, 간장병, 췌장병, 신장병, 그 밖에 어떤 질병의 환자라도 〈야채수프〉(경우에 따라서는 현미차도)를 음용하는 경우는 술, 담배, 염분, 당분, 식사(칼로리) 제한은 하지 마세요. 그럼에도 불구하고 건강한 생활을 할 수 있습니다.

신장결석, 담낭결석, 방광결석, 요로결석을 잡는 방법

다음을 섭취하도록 하세요.

① **쇠뜨기**[67] **10g과 물 400cc** : 물을 작은 주전자에 400cc 넣어서 끓이고 그 뜨거운 물속에 쇠뜨기 10g을 넣고 바로 불을 끄세요. 그 상태로 식을 때까지 기다려서 하루에 여러 번 나누어서 드세요.

② **청각채**[68]**(식용)과 물 550cc (약 3홉)** : 물 550cc(약3홉) 속에 청각채 반을 넣고 불려주세요. 흐물흐물해지면 은근한 불에 천천히 저으면서 풀 상태가 될 때까지 끓여서 조금씩 드세요.

③ 양파는 공처럼 둥근 형태의 것으로 큰 것 1/3 개(작은 것 1/2개) : 양파를 얇게 썰어서 이것에 간장과 쌀 식초 반반으로 간을 해서 미역과 가다랑어포를 얇게 깎은 것, 녹미채 등을 넣어서 드세요. 이 때 얇게 썬 양파를 절대로 물로 씻지 마세요.

---

67) 쇠뜨기 : 양치식물들로 이루어진 속새과(－科 Equisetaceae)에 속하는 다년생초. 땅 위줄기에는 포자를 형성하지 않는 줄기와 포자경이 있는데 어린 포자경은 '뱀밥'이라고 하여 식용하고 포자를 형성하지 않는 줄기는 민간에서 이뇨제로 쓴다.

68) 청각채 : 해초류의 일종으로 몸체는 짙은 녹색을 띠고 세포성 격막이 없어 원형질이 모두 연결된 비세포성 다핵체를 이루고 있다. 김장 때 김치의 고명으로 쓰기도 하고 그냥 무쳐 먹기도 한다. 파도의 영향을 적게 받는 깊은 바다에서 자라는데 전 세계에 널리 분포한다.

또한 〈야채수프〉를 하루에 0.6ℓ 정도 복용하세요. 20일~30일 만에 결석이 녹기 시작합니다. 배뇨할 때 통증이 있는 경우는 배뇨를 견디고 목욕이나 세면기에 40도 정도의 뜨거운 물을 넣고 환부를 따뜻하게 하면 됩니다. 또한 배뇨할 때 참았다가 한 번에 시원하게 배뇨하는 것도 좋습니다.

담석의 통증을 멈추게 하는 방법

〈재료〉
먹넌출[69](왕곰버들=熊柳) : 8g
긴병꽃풀(금전초)[70] : 4g
물 : 720cc(약 4홉)

이것을 약 절반 정도가 될 때까지 끓여서 따뜻하게 복용하세요.
이 방법은 옛날부터 전해온 것으로 지방전래의 한방약이며 실험결과에서는 90% 양호한 효과가 나오고 있습니다.

---

[69] 먹넌출 : 갈매나뭇과의 낙엽 관목. 줄기는 4~10미터이고 넌출 모양이며, 오른쪽으로 말려 올라간다. 잎은 어긋나고 달걀 모양이다. 봄에 푸른 녹색의 잔꽃이 가지 끝에 원추(圓錐) 꽃차례로 피고 열매는 타원형의 핵과(核果)로 6월에 흑갈색으로 익는다. 충남 안면도의 특산종으로 바닷가나 산지(山地)의 송림 속에 저절로 난다.
[70] 약초명 - 금전초(金錢草) : 금전초는 가을에 베어 그늘에서 말렸다가 하루 15~30g쯤을 달여 3~4번에 나누어 마신다. 신장결석이나 방광결석, 요로결석에는 말린 것으로 하루 30~50g쯤 많은 양을 달여서 수시로 물 대신 마신다. 금전초 달인 물을 먹으면 오줌이 산성으로 되어 알칼리성인 결석을 녹인다. 당뇨병에는 금전초 달인 물과 함께 우무를 한 그릇씩 먹으면 매우 효과가 좋다.

Part 2 | 질병별 〈야채수프〉 먹는 방법

7장

무릎관절염과 류머티즘의 통증을 제거한다

무릎관절염(증)의 구조와 건강법

무릎관점염의 경우 무릎의 관절부나 대퇴부(넓적다리의 뼈)에는 거의 상처가 없습니다. 그러나 인체의 총중량을 지탱하고 있는 경골(정강이뼈) 부위의 모서리가 닳아서 그 틈새로 근육이나 가는 신경이 파고들어서 염증을 일으키며 통증을 동반하는 것입니다. 이 상태를 무릎관절염이라고 합니다.

이 경골은 한번 다치면 지금까지 치료를 통해서는 재생, 회복은 불가능하며 임시방편으로 약물치료나 이화학요법이 행해지고 있습니다. 그러나 골격을 복원하고 예전 뼈의 상태로 만드는 치료법은 없습니다. 그 때문에 인공뼈를 넣은 수술과 환자의 약점을 이용한 여러 의약품이 시중에 나돌고 있습니다.

그러나 이러한 치료가 오히려 환자를 고통스럽게 하고 결국에는 보행곤란이 되고 있는 것이 현실입니다.

감독기관인 보건당국이 보고도 방치한 결과가 오늘날 이런 상태가 된 것입니다. 지금이야말로 환자는 인간이 아닌 실험동물인 모르모트로 전락한 상황입니다. 건강산업의 어떤 기업의 간부는 자사의 영업사원에게 '철저히 이용해라' 라며 격려를 했지만 수개월 후 그 자신은 암으로 입원해서 조영제를 넣어 수술 전 검사 중에 사망했다고 들었습니다. 사람의 생명은 언제 어느 곳에서 무엇에게 빼앗길지 모릅니다. 다른 사람의 생명을 위협하는 일을 하는 것은 언제가 반드시 자신이 위협을 당하게 됩니다.

그리고 인간의 뼈는 인, 칼슘(자연적인 것이 아니면 안 됩니다. 가장 좋게는 어패류를 많이 섭취하는 것), 비타민D, 그리고 자연에서 얻은 철분, 미네랄, 석회 등에 의해서 만들어집니다.

〈야채수프〉를 마시면 체세포를 포함하여 인체의 뼈를 만들고 있는 경단백질(콜라겐)의 움직임이 활발해집니다. 나이를 먹음에 따라 콜라겐의 움직임은 저하되고 사람에 따라서는 정체해 버리는 사람도 있습니다.

이러한 상태에서 콜라겐의 활동을 활성화시키고 결국에는 3배의 기세로 발육방향을 바꾸는 것이 〈야채수프〉의 힘입니다.

〈야채수프〉를 분석하면 7~8종류의 물질을 볼 수 있는데, 이것이 체내에 들어가서 활동을 시작하면 실로 놀라울 정도의 세포의 움직임이 시작됩니다. 지금까지 어떤 의약품을 써보아도 일시적이었으며 전혀 미동도 하지 않았던 것이 〈야채수프〉는 인체의 모든 기능을 활발하게 움직이게 하는 것입니다. 이렇게 해서 기능전체를 회복시킴과 동시에 뼈를 만드는 데에 대활약을 하는 것이 〈야채수프〉 건강법입니다.

오늘날 우리 연구에 대해서 비과학적이라고 비판하는 사람도 많이 있습니다. 그러나 아무리 과학이 진보했다고 해도 누구 한사람 뼈를 만드는 것도, 체세포를 증식시키거나 재생능력을 배가시키는 것은 불가능합니다. 현재 과학의 범위와 모순이 있다고 해도 사람들이 건강하게 살아가는 것은 훌륭한 현실인 것입니다. 이 조건을 모두 함유하고 있는 것이 〈야채수프〉이고 현미차입니다.

무릎관절염(증)과 골다공증 등은 의약품으로는 절대로 치료가 안 됩니다. 만약, 이런 병에 의화학약품을 병용하게 되면 〈야채수프〉와 현미차는 효능이 없어지기 때문에 먹지 말 것을 권합니다.

류머티즘의 건강법

현대의학에서 치료하기 힘든 것이 류머티즘입니다. 이 병으로부터 회복하는 데는 다음과 같은 건강법이 유효합니다.

〈재료〉
쇠뜨기 : 10g
물 : 720cc (4홉)

① 물을 작은 주전자에 넣어서 끓이고 그 물 속에 쇠뜨기 10g을 넣고 바로 불을 끄세요. 그 상태로 식힌 후 하루에 3번 나누어서 복용하세요.
② 통증을 없애기 위해서는 쇠뜨기를 손수건이나 헝겊에 적당한 두께로 싸서 충분히 물을 묻혀서 약탕기에 2분간 끓이고 나서 환부에 습포하세요. 또한 전신에 통증

이 있는 경우는 밤에 잠자리에 들 때 양쪽 발바닥을 습포하고 자면 상쾌한 아침을 맞이할 수 있습니다.

요통을 치료하는 운동

요통은 동양인에게 많이 나타나는 질병 중에 하나입니다.

왜 이 질병이 많은 것인가 하면 장이 길고 배와 등 근육의 균형이 잡히질 않기 때문입니다. 이것은 모든 환자에게 해당됩니다.

또한 여성의 경우 특히 변비의 원인으로 장이 두꺼워져 등뼈 안쪽 신경을 압박해서 요통이 되는 경우가 많이 있습니다. 요통을 해소하기 위한 건강법을 설명하겠습니다. 체중을 지탱하고 있는 뼈와 근육을 튼튼하게 하지 않으면 안 됩니다. 특히 근육은 가장 중요한 것입니다. 그림 1(복근운동), 그림2(등근육운동) 대로 운동을 해 보세요.

복근운동의 ABC의 순으로 천천히 몸을 일으키세요. 그리고 C의 자세에서 A의 자세로 천천히 돌아가세요. 이 때 팔은 가슴 위에 팔짱을 꽉 끼고 하세요.

등근육운동도 복근운동처럼 천천히 일어나서 천천히 누우세요. 이 때 팔은 등에 함께 한쪽 손으로 손목을 잡고 하세요. (이 경우 누군가에게 발을 잡아 달라고 해서 하면 효과적입니다.)

인체를 지탱하고 있는 것은 뼈가 아니고 근육입니다. 그 근육의 강약, 그리고 균형이 유지되지 않으면 뼈만으로 체중을 지탱하는 것에 따

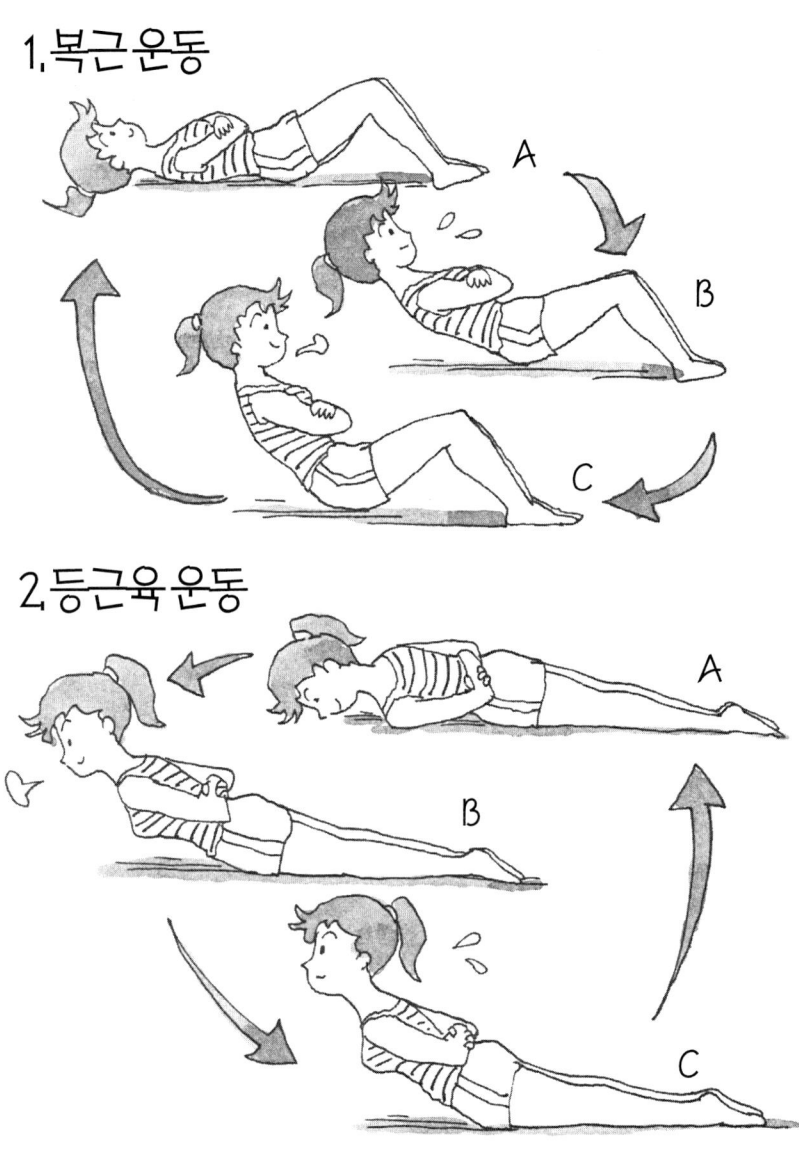

〈요통을 치료하는 운동〉

라 뼈의 연한 곳이 구부러지거나 튀어나와서 근육통, 혹은 요통과 신경통이 생깁니다. 이 운동은 반드시 하루에 한 번 하세요. 특히 목욕 후가 가장 좋습니다.

여성 보디슈트[72]와 거들의 위험성

누구보다도 아름답고 날씬하게 되고 싶다는 바람은 모든 여성의 마음이겠죠.

그러나 이러한 마음과는 정반대로 아름답게 차려입으려고 허리에서 엉덩이를 단단히 조이면 허리의 신경타워를 무너뜨리게 됩니다.

이 신경타워는 인간의 가장 중요한 양쪽 무릎관절부의 안쪽에 있는 근육을 움직이게 하는 역할을 합니다. 이 신경이 죽어버리면 어떤 움직임도 할 수 없게 돼서 무릎관절부의 뼈만으로 신체를 지탱하지 않을 수 없게 됩니다.

이 때문에 무릎 뼈가 빨리 닳아버리고 심한 무릎관절염이 생깁니다. 동시에 대퇴부 안쪽의 신경을 압박하기 때문에 방광에 크게 영향을 주고 혈액순환의 악화가 방광염의 원인도 됩니다. 여성의 성적불감증도 이 보

---

72) 무릎 밑으로 내려가거나 팔의 일부분을 가리거나 혹은 목부터 발목까지 온몸을 감싸는 형태의 일체형 속옷으로 아랫배가 나오지 않도록 전신을 압박하는 구조로 체형을 강제한다.

디슈트와 거들과 같은 기능성 속옷이 원인 중에 하나입니다. 이러한 것을 입지 않고 자연스러운 자세를 유지하는 일상생활이 바람직합니다.

남성의 무릎관절염은 과거에 부상을 입은 사람이나 현재 부상을 당한 사람이 대부분으로 남녀비율에서는 전체 10%에 지나지 않습니다. 무릎관절염의 실제 90%가 여성입니다. 남성의 경우는 보디슈트, 거들을 하지 않기 때문입니다.

인간의 진정한 아름다움은 무엇인지 잘 생각해 보세요. 인간의 참다운 아름다움은 그 사람이 가진 개성과 마음 그리고 건강입니다.

오십견[74]을 치료하는 운동

오십견인 분은 다음 페이지의 자세에서 모래주머니(적당한 주머니에 모래 1.5kg~2kg을 넣는다. 이 경우 주머니가 너무 가벼워서는 안 된다.)를 앞뒤 좌우로 그네처럼 흔드세요.

이 그네운동은 좌우양쪽 손을 교대로 실행하세요. 치료가 빨라지고 사십견이나 오십견의 예방이 됩니다.

---

[74] 현대의학에서는 어깨가 굳어서 움직이기 힘든 병으로 평균 발병 연령이 50대에 가장 많이 발병하는 질환이므로 오십견이라고 한다. 또 병의 증상과 특징을 보고 마치 어깨가 얼어붙은 것 같다고 하여 동결견(frozen shoulder)이라 하며 정확한 병리적인 명칭은 어깨관절을 싸고 있는 관절낭이 오그라들어 문제를 유발한다고 하여 유착성 관절낭염이라 한다.

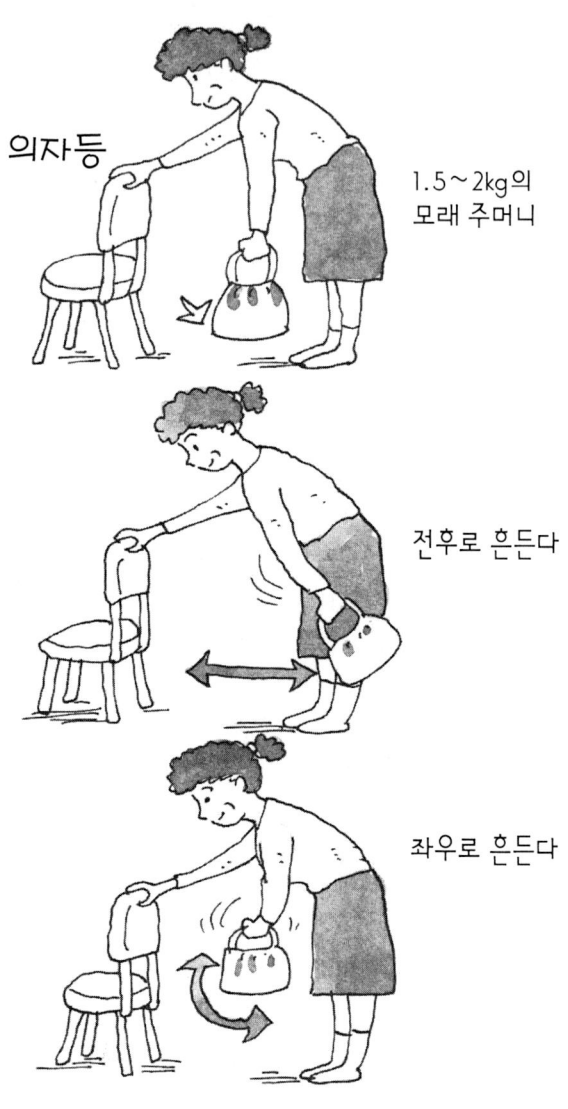

〈오십견을 치료하는 운동〉

Part 2 | 질병별 〈야채수프〉 먹는 방법

8장

피부·기관지를 강하게 만드는 〈야채수프〉

아토피 피부병과 신장 기능에는 깊은 관련성이 있다

이 질병에는 체질성, 습진성질환 등 많은 병명이 붙어 있습니다. 현대의료에서 고치기 힘든 질병 중의 하나입니다.

치료에는 스테로이드, 호르몬제의 투여에 의한 대증요법이 주된 치료법이며 식사요법도 겸해서 함께 하고 있지만 유감스럽게도 오늘날의 치료법으로는 부작용은 있어도 완전치유는 불가능합니다.

왜 불가능하느냐 하면 단순한 피부병과는 다르게 신체 내부에서 외부에 걸쳐서 체세포와 콜라겐의 움직임이 전혀 다른 상태가 되어 있기 때문입니다. 결국 체세포가 기형에 가까워 정상적인 체세포와는 다르기 때문에 독자적인 재생능력이 저하한 것입니다.

이러한 경우 피부는 피하조직이 울퉁불퉁하기 때문에 혈액순환도 나빠집니다. 그리고 신진대사가 원활하게 진행되지 않아 그 곳에 아주 작은 종양이 나타나기 시작합니다. 그 종양은 1/1000㎜에서 큰 것은 1㎝가 됩니다. 그 이상은 일종의 피부암이라고 보아야 하며 이 경우는 거의 모든 환자가 내장 구석구석까지 폴립모양의 증상을 가지고 있습니다.

알레르기, 아토피라는 말은 서로 달라도 표면에 생기는 것과 내면에 생긴다는 증상의 차이 뿐입니다. 이런 환자가 오면 의사도 "체질개선을 하세요."라고 말을 합니다. 그러나 체질개선 주사와 투약을 1년간 계속해도 조금도 좋아지지 않습니다.

환자는 포기하고 다른 의사에게 가지만 거기에서도 같은 말을 듣게 되는 것입니다. '이 방법밖에 없다.' 라고 생각하는 의사들의 생각이 알레르기, 아토피 약의 신자일지도 모릅니다. 체질개선 약으로 완쾌된 사례가 없습니다.

그렇다면 어떻게 나을 수 있겠습니까?

아주 강조하지만 이것만은 절대로 지키세요. 우선 우유와 유제품, 그리고 육류(닭고기도 마찬가지입니다.)는 먹어서는 안 됩니다. 이어서 주스, 드링크제, 청량음료, 칼슘제, 건강보조식품류, 비타민제 등의 섭취를 절대 하지 마세요.

만약 이 약속을 지키지 않는 사람은 평생 아토피와 알레르기 등에 시달릴 뿐만 아니라 암에 걸릴 것을 두려워하지 않으면 안 됩니다.

왜 이러한 주의를 하는 것인가 하면 알레르기, 아토피성 피부염으로 사망한 사람의 신장을 꺼내서 세밀히 조사해 보면 신장병 환자가 아니었는데 신장기능이 칼슘과 화학합성물질에 의해 손상되었기 때문입니다.

아토피성 피부염 환자는 아주 조금이라도 불순물을 체내로 보내지 않는 것이 치료의 첫 걸음입니다. 아토피성 피부염환자의 99%까지가 비타민B2 결핍을 보이는 것입니다. 다음 건강법대로 실천해보면 좋아질 것입니다.

처음 1주일간은 하루에 〈야채수프〉 10cc를 마시세요. 한꺼번에 너무 많이 마시면 전신 화상처럼 피부가 벌겋게 부어오르고 아프며 가려움이 많아지고 3일이 지나면 피부가 갈라지고 피가 스며 나오거나 고열이 납니다. 이 때문에 서서히 체세포의 정상화와 동시에 피부나 손톱, 모발에 이르기까지 신체의 골격을 튼튼하게 해야 합니다. 느긋한 속도로 실행해야 합니다.

1주일이 지나도 특별히 피부에 변화가 없으면 〈야채수프〉의 양을 20cc로 늘리고 계속 변화가 별로 없으면 서서히 양을 늘리세요. 반대로 피부의 증상이 나빠진 경우는 수프의 양을 줄이든지 2~3일 먹지 않도록 합니다.

이 건강법은 약 1개월에서 증세가 심한 경우 1년 이상이 걸리지만 그 동안 스테로이드계의 약이나 한방약 등을 사용하지 마십시오.

아토피성 피부염의 식사상 주의점

1. 아토피 환자는 비타민B2 결핍증인 사람이 많고 구내염이 생깁니다. 이때(병의 증상이 나타날 때)는 1주일간만 비타민B2정을 한 알씩 복용하세요. 〈야채수프〉는 하루에 30cc부터 서서히 양을 늘리세요.

피부가 트거나 가려움증이 생길 때는 2~3일 〈야채수프〉를 쉬세요. 가려움증이 생긴 곳에 밤에 자기 전에 손수건이나 면으로 만든 타월에 〈야채수프〉를 적셔서 습포를 하세요. 아침에 습포를 벗겨내고 그 피부 위에 핸드크림을 바르세요.
2. 몇 번이나 말하지만 우유, 유제품, 육류, 육류가 들어간 국이나 수프 등은 절대로 섭취하지 마세요. 어패류, 계란, 채소, 쌀밥을 먹으세요. 이 주의사항은 모든 증상에 같습니다.

이 지시대로 실행하면 체세포의 재생능력이 지금까지와는 다른 3배의 기세로 증감을 반복하고 젊어져서 정상적인 체세포가 생기는 것과 동시에 피부, 모발, 손톱 등 모든 뼈를 튼튼하게 하고 젊은 피부로 바뀝니다.
참고로 말씀드리면 아이들의 피부병에는 심상성피부염이 있습니다. 등허리에 둥글게 생기는 증상이며 아토피성이라고 의사들은 말합니다. 이 병에 걸리면 좀처럼 낫질 않고 어떤 약을 먹고 발라도 일시적으로 진정시키는 정도에 그치고 완치가 되지 않습니다. 그러나 우유를 중단시키고 1주일 정도 만에 나은 것입니다. 동물성 지방과 칼슘이 얼마나 무서운 것인지 알 수 있습니다.

기저귀의 교환과 욕창

갓난 아기에서 누워 있기만 하는 환자에 이르기까지 기저귀 교환을 할 때에 가장 주의해야 할 점은 아기나 환자의 피부에 상처를 내지 않는 것입니다. 젖은 헝겊 등으로 세게 닦으면 피부는 짓무르고 표피에 많은 상처가 생깁니다. 그곳으로 세균이 침입하여 모르는 사이에 질병을 일으킵니다.

기저귀를 벗겨서 더러움을 닦을 때는 식용유를 기저귀 끝이나 화장지에 묻혀서 더러워진 곳을 닦아내세요. 대소변 모든 경우 실시하세요. 어떤 더러움도 간단하게 제거할 수 있습니다. 동시에 환자도 즐겁습니다.

왜 이 방법이 좋은지 설명하겠습니다. 인체의 피부에서 지방을 닦아내면 다음에 지방이 배어 나와서 피부를 보호하기 까지 약 2시간 반이라는 시간을 필요로 합니다. 이때가 가장 감염되기 쉬운 것입니다.

식용유 속에는 인체의 뼈 등 조직을 만드는 데에 가장 필요한 비타민D가 다량으로 함유되어 있습니다. 그리고 비타민B가 같은 양으로 함유되어 있습니다. 피부에서 흡수된 비타민이 혈액의 순환을 촉진시키고 기저귀발진 등이 일어나지 않는 최고의 방법입니다. 반드시 실행하세요.

환자나 간병하는 사람 어느 쪽도 불쾌감을 느끼지 않고 동시에 감염증으로부터 벗어날 수 있습니다.

또한 욕창(압박성 괴저의 일종)도 기저귀 교환을 할 때에 자주 일어납니다. 다른 나라에서는 환자에게 욕창이 생겼을 때는 간호사도 의사도 치료 부주의로 인해 심한 처벌을 받습니다. 당연히 병원은 의료비청구를 할 수 없습니다. 환자는 치료하러 온 것이지 병을 만들기 위해 입원한 것은 아니기 때문입니다.

천식을 고치는 건강법

　천식이라고 하면 집진드기나 꽃가루, 먼지, 연기 등이 호흡할 때 체내에 흡입되어 미세한 물체나 물질에 반응을 하여 알레르기 증상을 만들기 시작한 것으로 요즘에는 난치병의 일종이라고 알려져 있습니다.

　여러분 잘 생각해 보세요. 인간이 살아가는 데에 있어서 호흡을 하지 않으면 살 수 없습니다. 그러나 호흡을 할 때 마다 발작이 일어난다는 것은 얼마나 힘든 지 생각해보셨습니까?

　천식은 기관이나 기관지에 얇은 물결모양의 점막이 줄무늬로 되어 있거나 홈이 파여 있는 것으로 보통의 질병사체와는 전혀 다른 땀띠 같은 물집이 생기거나 하는 양상을 보이는 것입니다.

　그래서 천식환자의 허파꽈리에 축적되어 있는 액상의 것을 조사해 보면 기관에 있는 액상과 일치하는 것을 발견할 수 있다. 이러한 사실에서 그림에 있듯이 기관과 폐와 기침에 관련성이 있다는 것을 상정하고 발작의 메커니즘을 해명하고자 합니다.

　천식환자와 의사의 협력을 얻어서 파이버스코프[75]를 이용해서 기관

---

[75] 파이버스코프 : 유리섬유로 된 내시경

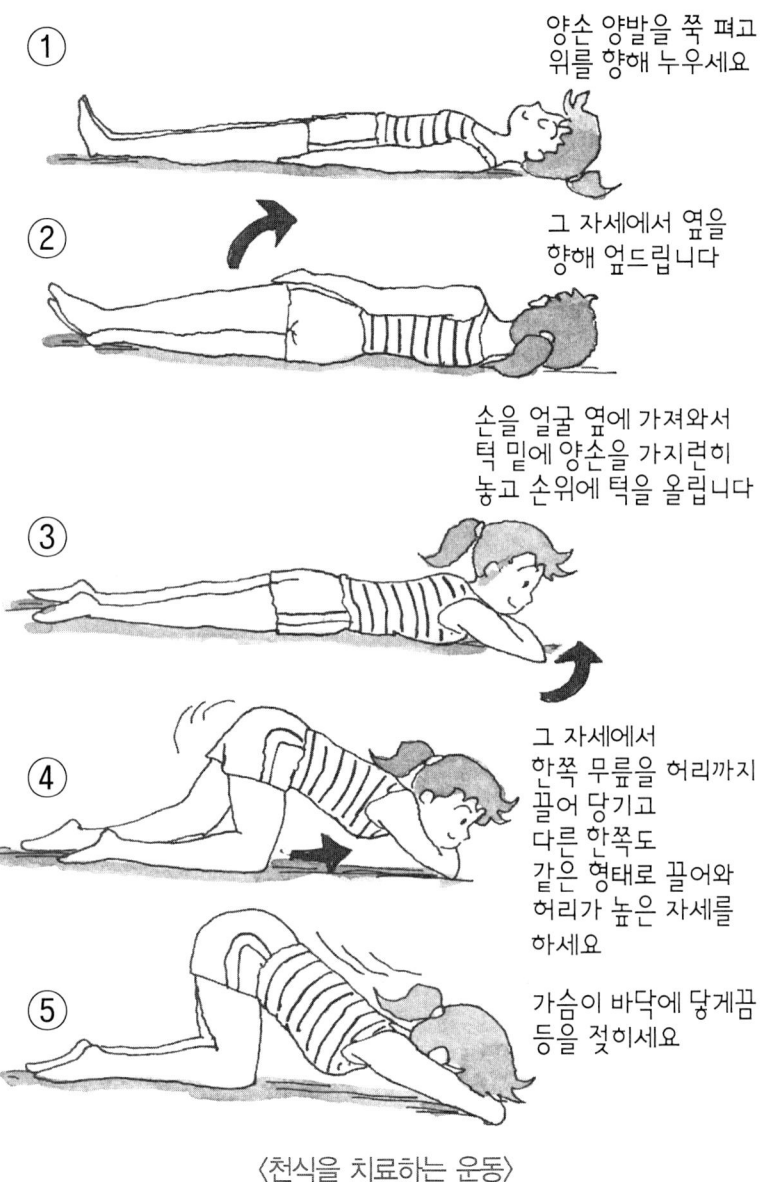

〈천식을 치료하는 운동〉

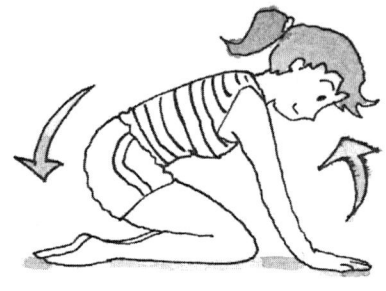
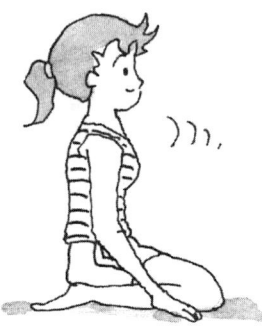

⑥ 엉덩이를 다리위에 올려놓고 상반신을 다리쪽으로 끌어당기면서 상체를 일으키세요

⑦ 정좌의 자세가 됩니다

〈천식을 치료하는 운동〉

 과 폐를 조사했습니다. 이 환자는 밤중에 잠을 잘 때도 낮잠을 잘 때도 누워서 몸을 쉬는 동안에 기관에서 '물방울'이 땀처럼 흘러 나왔습니다. 결국 환자는 자세에 따라서 기관이나 기관지에 가래가 발생하지만 몸 밖으로는 나오지 않아서 몸을 일으킬 때 그 물방울이 폐에 흘러들어 간 것입니다. 이것을 배출하기 위해서 기침이 나고 발작이 생긴다는 것을 알게 되었습니다.

 그런 까닭으로 밤에도 낮에도 일어날 때에 요가에서 말하는 고양이 자세로 기상하도록 지도하자 90% 이상이 완전히 완쾌한 것을 알았습니다. 185~186페이지의 그림을 참고해서 기상방법을 시도해 보세요.

188페이지 그림 속에 나와 있듯이 천식환자는 밤에 잘 때에 기관에 가득 차 있는 물방울이 폐로 떨어지고 그것을 배출하기 위해서 '기침'이 나오는 것입니다. 이것이 천식 발작이 되는 것입니다. 이 물방울이 폐에 들어가지 않도록 하는 데에는 고양이 자세(그림 ④, ⑤참조)로 크게 3회 호흡을 하는 것입니다.

우선 아침에 일어날 때 이불 위에서 머리를 바닥에 댄 상태로 엎드리고 무릎을 세워 주세요. 그림3과 같이 되었을 때에 턱에 손을 깔고 가슴을 이불에 붙인다는 마음으로 잘 젖히고 호흡을 하세요. 그다음에 냉수를 한 모금 천천히 마시세요.

아이의 경우에는 일어날 때를 보아서 일어나기 전에 다리를 잡고 물구나무(15초간)를 해주세요. 그렇게 하면 기관에 가득 차 있던 물방울이 흘러나와서 식도에서 위로 흐릅니다.

이 자세를 하는 것으로 기관의 물방울이 폐에 흘러 들어가는 것에 의한 발작을 방지할 수 있는 것은 천식뿐만 아니라 폐암의 경우에도 같습니다. 이것을 매일 실시하세요.

폐에 흘러 들어간 물방울은 기침에 의해 외부로 나오려고 하지만 이것을 약으로 억제해서 밖으로 나오지 못하게 되면 허파꽈리는 염증을 일으키고 그곳에 세균이 부착, 번식하게 됩니다. 이 악순환을 반복하면 만성화되어 허파꽈리를 죽이게 되고 결국에는 죽음으로 다가가게 됩니다.

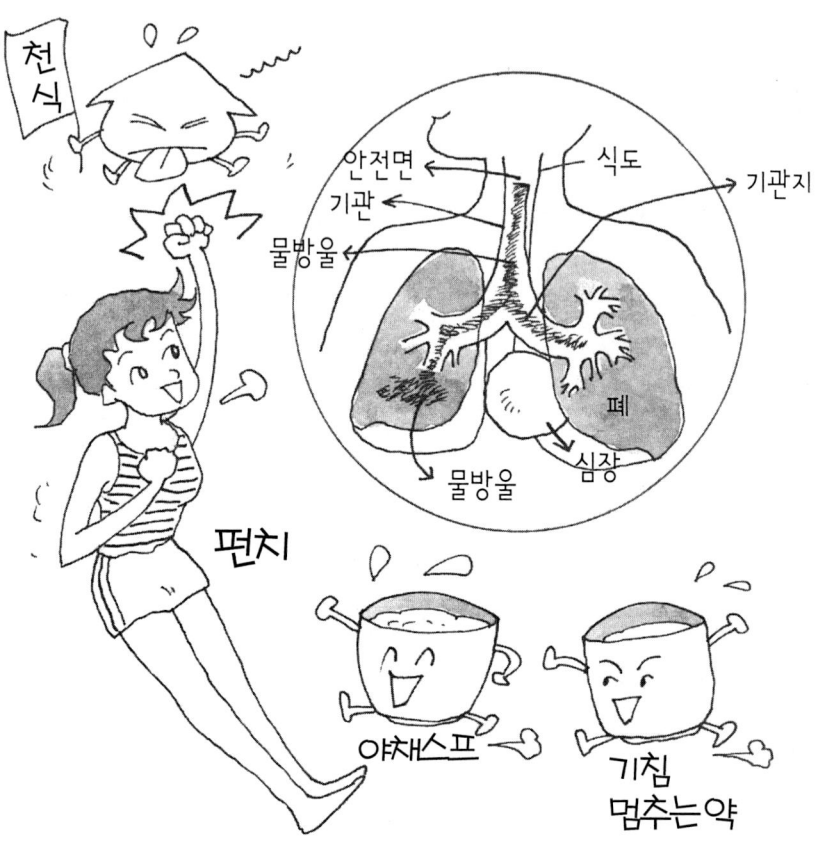

　인간의 신체는 자연적으로 배우고 자연적으로 살 수 있게 되어 있습니다. 이것을 잊지 마세요. 아무리 현대의학이 진보했다고 해도 자연의 능력은 이길 수 없습니다. 자연치유능력은 이렇게 신비한 것입니다.

천식을 이기는 건강법을 시작하실 분은 다음을 반드시 지키세요.

1. 〈야채수프〉를 먹기 전에 이 책에 쓰여 있는 기침 멈추는 약을 만들어서 하루에 4~5회씩 이틀간 음용하고 나서, 3일째부터는 〈야채수프〉 0.6ℓ와 기침 멈추는 약을 4~5회 병용하세요. 단, 야채수프와 다른 약을 같이 먹을 경우에는 15분~30분 이상의 시간차를 두어야 합니다.

2. 장기간 천식 약을 복용하고 있으면 증상이 좋아지는 과정에서 가슴이 아프고 식사가 목구멍을 통과할 수 없게 되는 사람도 있습니다. 이 경우 시꺼먼 피를 작은 컵으로 2번 정도 토할 수 있습니다. 이것은 폐에 가득 차 있던 불필요한 혈액이 굉장한 기세로 밖으로 나오기 위해서 그런 것이므로 결코 당황하지 마세요. 생명에는 별 지장이 없습니다. 필요 없어진 것이 새로운 허파꽈리에 의해 나오는 것으로 나중에는 상쾌해집니다. 또한 이러한 증상이 나왔을 때 걱정되시는 분, 고령자들은 주치의에게 연락을 취해서 빨아내면 됩니다.

〈야채수프〉는 두피를 재생시켜 대머리도 치료한다

머리카락이 적어지거나 머리가 벗겨지는 것은 당사자에게는 심각한 고민입니다. 또한 최근에는 대머리 여성이 증가하고 있습니다.

대머리인 분들 1,000명의 식생활을 조사한 결과 다음과 같은 경향을 알 수 있었습니다.

1. 어릴 때부터 우유, 유제품, 육식을 즐겨 먹었던 사람의 두발은 10대부터 벗겨집니다.
2. 중학생 때부터 우유, 유제품, 육식을 많이 섭취한 사람의 두발은 20대를 지나면서 벗겨지기 시작합니다.
3. 채소나 어패류는 먹지 않는다는 사람은 30세를 지나고부터는 머리가 벗어지기 시작하여 40대가 되면 대머리가 됩니다.
4. 샴푸를 머리 중앙부분에 직접 바르는 사람이나 자주 머리를 감는 사람에게 대머리가 많습니다.

왜 육식을 하면 대개 대머리가 되는 걸까? 인간의 생체를 알고 있으면 쉽게 알 수 있는 것입니다. 그것은 혈액순환이 원인입니다. 동물성 지방을 과다 섭취하면 콜레스테롤이 증가하고 혈관이 좁아집니다. 그 때문에 혈액순환이 원활하지 않게 되는 것입니다. 모세혈관은 두피의 끝부분까지 혈액 속의 여러 영양소를 보급해 주지만 이것이 불가능해지는 것입니다.

혈액 속에는 아미노산, 특히 유황을 포함하고 있어 피부를 활성화시켜주는 중요한 유황 아미노산이 함유되어 있습니다. 또한 혈관수축을 좋게 해주는 지방산, 식물에 함유되어 있는 리놀산, 리놀렌산, 비타민, 핵산 등도 있습니다.

이러한 영양소를 매일 운반해 주는 혈액의 통로에 콜레스테롤이라는 불법주차의 벽을 만들고, 칼슘이라는 돌멩이를 늘어놓는 것은 신진대사는 물론이고 머리의 표피에 필요한 영양소를 보내는 것은 불가능합니다. 따라서 모근은 영양실조를 일으키고 발육을 방해받게 됩니다. 동시에 모공은 딱딱하게 막히고 표면은 외적이 침입하지 못하게 굳어져서 대머리를 만들게 됩니다.

그러면 어떻게 하면 두피를 재생시키고 대머리의 고민을 해소할 수 있을까? 이제 와서 굳어진 두피를 안에서부터 살리는 것은 시간과 수고가 너무나 큽니다. 그러므로 두피를 뚫는 방법을 찾아야 합니다.

우선 내면에서 〈야채수프〉로 혈액의 정화작용을 진행시킵니다. 그리고 겉에는 굳어진 두피를 부드럽게 하고 모공을 다시 재생시켜 모근의 육성이 좋아지게 하는 것입니다. 그 방법밖에 없습니다. 이렇게 안과 밖에서 영양보급을 하면 두피도 모근도 재차 생기가 돌아오고 소생할 수 있습니다. 그 영양소의 원점은 쌀겨가 가지고 있는 비타민입니다.

'살결이 곱고 아름다운 피부를 유지하기 위해서 쌀겨주머니를 사용하세요.' 라고 옛날 사람들이 가르쳐 주었습니다. 과거의 자연적인 세제는 지금은 화학이라는 괴물에 의해 잊혔지만 필자의 예방의화학연구소는 30년 전부터 쌀겨에 대해 연구를 거듭하고 있습니다. 놀라운 것은 쌀겨에 함유되어 있는 비타민의 종류는 1,200종류 이상이나 되며 더욱이 비타민의 보물창고이며 미지의 세계이기도 합니다. 이 비타민을 철저하게 연구하고 문헌으로 하려면 10년은 걸릴 것입니다.

이 연구내용은 제쳐두고 모발이 적어져서 고민하고 있는 사람들을 위해서 필요한 부분만을 설명하겠습니다.

1. 피부를 활성화시키는 아미노산은 유황을 함유한 유황아미노산이 가장 효과가 있습니다.
2. 혈관의 수축을 좋게 하고 혈액의 순환을 촉진해 주는 지방산은 식물에 함유되어 있는 리놀산[76]과 리놀렌산[77] 입니다.

이 1과 2를 효율적으로 배합해서 산과 당을 혼합하는 것으로 외부에서 최대한의 영양보급과 흡수가 됩니다.

이 발모제를 만드는 방법은 수십 종류가 있지만 가장 간단하고 침투력이 높은 것을 다음과 같이 소개합니다.

〈발모제 만드는 방법〉

① 쌀겨 500g에 온수(40℃~45℃) 1ℓ를 잘 혼합해서 적당한 용기에 넣는다.
② 쌀누룩 5g과 중조(중탄산소다) 3g을 넣어 ①의 혼합물에 넣으세요.
③ 이때 용기를 45℃로 보온하고 가끔 저으면서 하루밤낮을 묵히세요.(보온밥통 등을 이용하면 좋다.)

---

76) 리놀산 : 18개의 탄소 사슬에 두 개의 이중 결합을 가진 불포화 지방산. 식물성 건성유나 반건성유 속에 글리세린 에스테르로 존재하는 무색무취의 액체로, 면실유·옥수수유 따위에서 분리·정제하여 얻는다. 동맥 경화 예방, 칠, 비누 따위에 쓰인다.

77) 리놀렌산 : 불포화 지방산의 하나. 식물성 건성유 속에 글리세린 에스테르로 존재하는 무색무취의 액체로, 아마인유 따위를 분리·정제하여 만든다. 의약, 도료 따위의 원료로 쓴다.

④ 하루밤낮이 지나면 분해가 끝나고 액체가 걸쭉해지면 이 액체를 커피를 내리는 것처럼 여과한다.
⑤ 이 액체를 냉동한다.(작은 격자무늬의 제빙 접시가 좋다.)
⑥ 사용할 때는 1개씩 꺼내서 열에 녹여서 환부에 발라주세요. 하루에 아침, 점심, 저녁에 실시하는 것이 좋지만 냄새가 강하기 때문에 밤에 자기 전에 하는 것이 좋습니다. 이 경우 향수 등을 조금 넣어서 하면 냄새가 다소 좋아집니다.

이 방법을 실행하는 사람은 반드시 〈야채수프〉를 하루에 0.5ℓ 이상, 5~12개월간 계속해서 복용하세요.

땀샘에는 아포크린 땀샘[78], 에크린 땀샘[79] 두 가지의 땀샘이 있습니다. 그리고 모근에는 지방선[80]이라는 것이 붙어 있어서 이 세 가지가 끊임없이 연락을 취하고 있으며 모발에서 두피로 나오는 땀과 지방의 분비까지를 균형 좋게 유지하고 있습니다.

발모제와 〈야채수프〉의 조합은 이 세 가지의 균형을 회복시키는 것입니다.

---

[78] 겨드랑이 등 특정부위에 집중적으로 발달해 지방산과 유기물질을 배출시키는데 분비되는 땀이 세균에 의해 지방산과 암모니아로 분해되면서 계란 썩은 냄새나 양파 냄새 혹은 시큼한 냄새를 풍기게 된다.
[79] 무색, 무취, 무미로 체온조절과 노폐물 배출을 담당한다.
[80] 생물의 살갗 안에 있어서 주로 모낭(毛囊)의 개구(開口)가 되는 선. 지방(脂肪)을 분비(分泌)하여 털과 피부(皮膚)를 윤택(潤澤)하게 함. 기름샘, 피지선(皮脂腺)이라고도 한다.

Part 2 | 질병별 〈야채수프〉 먹는 방법

9장

〈야채수프〉를 복용할 때의 기간과 주의할 내용

질병이 치유되는 치유일수에 대한 기준

1. 암세포의 움직임은 3일 만에 완전히 멈춥니다. 기능회복까지는 3개월 정도 걸립니다.

2. 췌장암의 경우 황달이 있어도 〈야채수프〉를 복용하기 시작하면 다음날부터 일을 해도 괜찮습니다.

3. 위·십이지장궤양, 폴립은 3일~10일 사이에 좋아집니다. 기능회복까지는 1개월 걸립니다.

4. 간장은 간 경변이 되어도 3개월~10개월, 암도 같은 기간이면 좋아집니다.

5. 고혈압, 가벼운 관절염도 마찬가지로 1개월이면 좋아집니다.

6. 안과의 백내장은 4개월 정도 지나면 정상이 됩니다. 안과의 모든 질병이 1개월에서 1년이면 좋아집니다.

7. 그밖에 불면증, 어깨 결림, 피로 등은 10일~20일이며 확실한 효

과를 확인할 수 있습니다.

8. 노인성 검버섯은 3~10개월이 지나면 깨끗한 피부가 됩니다.
9. 아토피성 피부염증은 증상에 따라 4개월에서 1년 이상 걸립니다.
10. 모발, 손톱은 보통 약 3배정도 자랍니다. 연령에 관계가 없습니다.
11. 신경통, 류머티즘, 관절염은 6개월에서 1년이면 좋아집니다.
12. 간질 발작은 3일이면 좋아지고, 완전회복에는 증상에 따라서 1~6개월이면 대폭적으로 개선됩니다. 발작은 4일째부터 없어지는 사례가 많습니다.
13. 뇌 혈전 2개월 이상. 보행장애나 언어장애는 2개월부터 1년. 그와 동시에 거의 개선됩니다. 뇌연화[81], 뇌종양[82]은 약 1개월, 회복까지는 2~3개월 걸립니다.
14. 심장질환, 부정맥은 20일. 동・정맥혈관질환 등은 약 1개월. 심장병과 고혈압, 스테로이드 계통의 약물을 복용하고 있는 사람은 1~2개월을 목표로 약물복용을 서서히 중단하도록 해 주세요. 갑자기 중단하면 쇼크가 옵니다.

---

[81] 뇌연화 : 뇌의 혈관이 막히고 그 앞의 뇌조직이 괴사(壞死)한 상태. 뇌의 영양혈관이 완전히 폐색되거나 강한 협착(狹窄)을 일으켜 혈류가 현저하게 감소되면 그 부분의 뇌조직이 괴사하여 마침내 융해된다.
[82] 뇌종양 : 뇌, 뇌막, 뇌혈관, 뇌하수체, 뇌신경 따위에서 발생하는 종양을 통틀어 이르는 말. 두개골 내의 압력이 높아져서 두통, 구토, 경련, 발작 따위의 증상을 보인다.

15. 〈야채수프〉를 복용하는 중에 다리에 부종이 생기는 사람이 있습니다. 이 경우는 가까운 병원에서 소변의 염분농도를 살펴보세요. 소변에 염분이 나오지 않는 분이 있습니다. 이때는 병원에서 약을 처방받아서 부기가 가라앉을 때까지 약을 복용하세요. 부기가 가라앉으면 약을 중단하도록 하세요. 또한 약을 복용할 때는 〈야채수프〉를 복용하지 마세요.
16. 〈야채수프〉를 복용하면 어깨나 허리, 무릎, 팔꿈치, 가슴 등에 통증이 부분적으로 나올 수 있습니다. 이 경우는 1개월 정도 〈야채수프〉를 중단하세요. 이것은 나이에 관계없이 성장이 시작된 것을 알려주는 것입니다. 60~70세가 된 분들도 이 현상은 자주 볼 수 있습니다. 신장이 10cm 자랐다는 사람도 있습니다.

이상은 일반적인 환자의 치유되는 치유기간입니다. 환자에 따라서 각각 개인차가 있지만 건강한 체세포가 재생하는 데는 최소한 6개월 정도의 기간이 지나야 된다고 생각해 주세요.

〈야채수프〉와 예방의화학의 건강법에 대한 주의

예방의화학 연구소의 〈야채수프〉건강법에 대해서 보충하여 이제까지 설명한 것을 종합해서 다음과 같이 정리했습니다. 반드시 살펴보세요.
1. 현미차는 말기 암, 당뇨병 이외의 분은 무리해서 먹을 필요는 없습니다. 〈야채수프〉만으로 충분합니다. 간장병의 환자는 현미차

를 병용해 주세요.(3~5개월만)

2. 간장병 환자는 책에 쓰여 있는 건강법을 한 차례만 실행하세요.

3. 투석을 하고 있는 사람은 아침, 저녁 〈야채수프〉만 100cc 복용하세요. 소변이 나오게 되면 그 소변의 1/3의 양만큼 〈야채수프〉를 늘려서 복용해 주세요.

4. 통풍(요산성관절염)이 있는 분은 〈야채수프〉만 하루에 0.6ℓ 복용해도 좋습니다. 치유가 된 사람도 있지만 심하게 발작이 나온 경우에는 2주간만 수프를 중단하고 병원 약을 복용하세요. 2주일 후에는 약을 끊고 다시 〈야채수프〉를 복용하세요.

5. 항암제, 한방차, 비타민제, 건강식품은 2~3개월을 목표로 서서히 중단하도록 권합니다.

6. 알레르기성, 비후성, 축농증, 꽃가루 알레르기 등의 비염에 대해서는 증상이 나왔을 때만 하루에 한 번 비강(콧구멍)에서 목구멍으로 〈야채수프〉를 통과시켜 주시고 결코 매일 하지는 마세요.

7. 정신과, 신경과, 신경통, 류머티즘 등의 여러 질병 및 교원병[83]의 환자도 〈야채수프〉만 하루에 0.6ℓ 정도 복용하세요.

---

83) 교원병(膠原病) : 피부, 힘줄, 관절 따위의 결합 조직이 변성되어 교원 섬유가 늘어나는 병을 통틀어 이르는 말. 만성관절류머티즘, 류머티즘열, 피부근염, 경피증, 다발성동맥염 따위가 있다.

8. 스테로이드나 호르몬제는 2~3개월 사이에 중단하도록 노력하세요.

9. 고혈압, 신장 약은 1개월 사이에 중단하도록 노력하세요.

10. 간질 발작 약은 3개월을 목표로 서서히 중단하도록 노력하세요.

11. 통원치료를 하면서 링거는 맞지 말기를 권고합니다. 심장과 간장이 나빠집니다.

12. 〈야채수프〉의 냄새가 싫은 사람은 벌꿀을 넣어서 복용해도 좋습니다.

13. 말기 암 그밖에 말기 증상인 분들은 환자 본인의 소변(아침 첫 소변을 조금 버리고 받은 소변) 30cc에 〈야채수프〉 150cc를 넣어서 하루에 한 번 아침에 3개월 동안 복용하세요. (채뇨의 시간은 아침 6~7시가 좋다)

14. 6개월~1년에 한번은 반드시 소변검사와 혈액검사를 받으세요.

15. 복통 그 밖에 출혈, 경련, 고열 등의 특별 증상이 없는 한 X-레이, 조영제를 사용하는 검사는 하지 않는 것이 좋습니다.

16. 산부인과(자궁)의 정기검진은 위와 마찬가지로 백해무익입니다.

17. 유방암, 자궁암, 대장암, 직장암, 폴립이 있는 환자의 99%는 수술을 하지 않아도 3개월 이상 〈야채수프〉를 하루에 0.6ℓ 이상 복용하세요. 종양이 주먹만큼 크다고 해도 없어집니다.

[운동시 소모되는 열량표 (30분 기준)]

번호	운동종류 (30분 운동시)	소모열량(㎉) 몸무게 60kg	소모열량(㎉) 몸무게 70kg	소모열량(㎉) 몸무게 80kg
1	가만히 서있기	48	57	66
2	걷기(4㎞/h)	114	135	153
3	골프	150	180	204
4	낚시	111	132	150
5	다리미질	57	69	78
6	달리기(10㎞/h)	342	411	462
7	당구	75	90	102
8	등산	282	339	381
9	라켓볼	315	378	426
10	롤러스케이트	207	249	279
11	목공일	93	111	126
12	물속에서 걷기(빨리)	300	363	408
13	미용체조	132	159	180
14	바닥청소	111	132	150
15	볼링	171	207	231
16	사교댄스	90	108	123
17	세차하기	123	150	171
18	소프트볼	123	147	165
19	수상스키	213	261	294
20	스쿼시	375	453	510
21	에어로빅	183	219	246
22	자전거(15㎞/h)	177	213	240
23	축구	243	294	327
24	탁구	120	144	162
25	테니스	192	231	261

[체질 감별]

동양에서는 음양오행상 음양이론을 바탕으로, 사람의 체형을 다섯 가지로 분류하고 있는데 태음인(太陰人), 소음인(少陰人), 태양인(太陽人), 소양인(少陽人), 음양화평지인(陰陽和平之人)으로 분류하고 있으며 아직까지도 의학에 참고 자료로 이용되고 있다.

1. 태양인
① 신체적 특징
- 상체가 크고 하체가 빈약하고 머리가 크다.
- 눈이 작으며, 광채가 나고, 눈매가 날카롭고 하관(턱)이 빠르다.
② 알맞은 음식 : 잉어, 전복, 해삼 등 단백한 음식(몸에 열이 많기 때문), 냉면, 메밀

2. 태음인
① 신체적 특징
- 뼈대가 굵고, 손발이 크다.
- 목이 두텁고, 배가 나오고, 복부가 크다.
② 알맞은 음식 : 두부, 해조류, 소고기, 우유, 콩 종류, 견과류, 은행, 오미자

3. 소양인
① 신체적 특징
- 화려하고, 깜찍하게 예쁘고, 여자는 어깨선이 일직선을 이룬다.
- 눈이 아름다우며, 팔다리가 가늘고, 가슴이 크며, 상체가 잘 발달되어 있다.
② 알맞은 음식 : 삼겹살, 녹두, 여름과일, 해산물, 묵종류(도토리묵, 메밀묵, 청포묵 등)

4. 소음인
① 신체적 특징
- 이목구비가 뚜렷하고, 피부가 하얗다.
- 상체가 빈약하고, 하체가 건실하다.
② 알맞은 음식 : 뱀장어(장어구이), 복숭아, 닭고기, 고구마, 감자, 찹쌀

Part 3 알고 싶은 〈야채수프〉의 정보

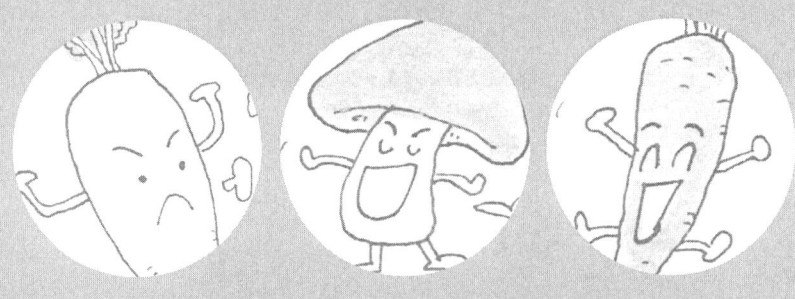

지금부터 100년 이상이나 옛날에 그 위대한 발명왕 토마스 알바 에디슨은 이러한 말을 했습니다. "미래의 의사는 투약을 하지 않고 환자의 골격, 구조, 영양, 질병의 원인과 예방에 주의를 기울이게 될 것이다."

10장 Part 3 알고 싶은 〈야채수프〉의 정보

〈야채수프〉의 Q&A

개발자 스스로가 대답하는
22가지 키포인트

Q1

금속을 몸에 지니거나 전기치료를 받으면 왜 나쁜 건가요?

🔸사람의 몸에 저주파를 가하면 결국 인간의 근육조직이 그 다음부터 저주파를 의지해 버려 전혀 움직이지 않습니다. 그동안에 근육이 굳어져가고 관절 여러 곳이 휘어집니다. 이것이 말초신경마비이며 그렇게 되면 평생 다시 원래의 상태로 돌아올 수 없습니다. 아주 위험합니다.

Q2

신장이 나쁜 사람은 개다래와 감초를 어느 정도 복용해야 합니까?

🔸신장이 나쁜 사람은 개다래와 감초를 달여 복용하기를 권합니다. 투석을 해야 할 정도로 악화되었어도 20~40일 정도 복용하면 신장이 좋아집니다. 그동안에 〈야채수프〉는 아침과 저녁에 180cc 정도씩 복용하세요. 그리고 혈압 약을 복용하고 있는 사람이 상당히 있습니다만

혈압의 경우는 최고혈압보다도 낮은 혈압에 주의하세요. 이것이 90㎜ Hg을 넘을 경우는 단백질은 떨어지지 않아도 신장이 나빠졌다는 신호 이기 때문입니다. 이것은 개다래와 감초를 복용하면 불과 1개월 만에 깨끗하게 혈압이 내려갑니다. 이것은 신장의 기능저하증인 것입니다. 이러한 사람이 최근 상당히 많아졌습니다. 특히 인공적인 청량음료수 등의 음료를 많이 마시고 있는 사람은 신장이 점점 나빠진다고 생각해도 좋습니다. 게다가 최근 캔에 넣은 우롱차를 마시는 사람이 많은 것 같습니다. 몸에 좋다고들 말하지만 우롱차에는 원래 180여종이 있습니다. 그 중에서 한방에서는 질병에 맞추어 15~18종류를 넣어서 약 60도 정도의 뜨거운 물에 우려내어 마시는 것입니다. 그러나 캔에 넣은 것은 우롱차의 우자도 아닙니다. 그뿐만 아니라 안에 넣어진 타닌[84]이 문제입니다. 예부터 하룻밤을 넘긴 차는 마시면 안 되는 이유는 타닌이 증가하기 때문입니다. 타닌이라는 것은 한마디로 맹독성분입니다. 이것은 근육조직과 뼈의 조직을 바꾸는 무서운 물질입니다. 좋은 우롱차

---

[84] 타닌(tannin) : 아주 쓴 맛을 내는 폴리페놀의 일종으로써 식물에 의해 합성되며 단백질과 결합하여 침전시킨다. 덜 익은 과일이나 종자에 많이 분포하는 것으로 알려져 있다. 원래 동물의 껍질을 가죽으로 만들 때 방부제로 쓰이는 물질을 지칭하는 말이었으나, 충분한 하이드록실 그룹 등을 가지고서 단백질이나 다른 고분자와 강하게 결합하는 커다란 폴리페놀계 화합물을 총칭한다. 물에 녹지 않는 제이철염은 잉크로도 쓴다.

를 마시면 다이어트가 된다고 말하지만 타닌의 독성도 있습니다. 다이어트는커녕 몸이 깡말라서 다시는 재생이 불가능한 사람도 있습니다. 주의하시기 바랍니다.

Q3
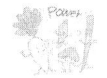

자석식 어깨 결림 치료기도 안 되나요?

❶ 네. 그것을 하면 혈액 순환장애가 생깁니다. 저주파의 전기치료기와 같습니다. 모든 말초신경이 마비되고 몸속에 근육이 딱딱해지는 사람도 있습니다. 물론 심장의 근육까지 영향을 미치기 때문에 심장병을 일으킵니다. 관절은 대부분 변형됩니다.

Q4
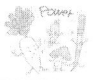

칼슘을 섭취하면 안 된다고 하셨지만 우유를 마시는 것도 안 됩니까?

❶ 우유도 마찬가지입니다. 우유를 마셔도 칼슘을 섭취할 수 없다고 한 것은 치과의사의 전문잡지 등에도 이미 보고되어 있습니다. 우유를 마시고 있는 사람은 모두 치아가 좋지 않습니다. 우유를 마시면 심장과 치아와 머리가 나빠집니다. 아이들 중에도 우유를 자주 먹는 아이는 우선 영리한 아이는 없습니다. 다시 한 번 생각하지 않으면 안 되는 것은 동물의 젖인 우유를 마시면 빨리 크게 성장해 버리는 것입니다. 동물의 1년은 인간의 5년에 해당합니다. 동물의 10살은 인간의 50살로 계산합니다. 그러므로 동물의 젖으로 빨리 성장하면 늙는 것도 빨라집니다. 지

금 젊은 사람의 성인병이 유행하고 있습니다. 사람이 20살이 되었다는 것은 실제로는 동물의 기준으로 100살로 계산하지 않을 수 없기 때문입니다. 그래서 흰머리도 나고 치매도 생깁니다. 알츠하이머병이 특히 많아진 것은 이러한 것에도 영향이 있습니다.

Q5

〈야채수프〉를 먹으면 술, 담배, 커피는 삼가는 것이 좋을까요?

❗ 저는 〈야채수프〉를 먹고 있는 사람은 술, 담배, 커피, 홍차 등을 제한하지 않아도 좋다고 말합니다. 폐암이라도 담배를 피워도 됩니다. 이러한 점은 걱정하지 마세요. 다만 알코올에 강해집니다. 아무리 마셔도 취하지 않으며 내장이 튼튼해져서 다음날도 숙취가 없습니다. 술 때문에 일상생활을 망치는 일이 없습니다. 숙취가 없기 때문입니다. 그 정도로 내장이 젊어집니다. 〈야채수프〉를 마시면 그밖에도 여러 가지 신체의 상태가 좋아집니다. 먼저, 통증이 있는 사람은 바로 가벼워집니다. 〈야채수프〉를 마시는 사람의 체세포가 매일매일 새롭게 바뀌고 점점 재생을 반복하기 때문입니다. 그래서 병든 세포가 점점 없어집니다. 이것은 정말로 통증에 잘 듭니다. 또한 뼈가 튼튼해집니다. 1년간 매일 0.6ℓ 이상을 마시면 몸 위로 자동차가 올라타도 뼈가 부러지지 않습니다. 살짝 차에 부딪쳐도 차창이 깨져도 부딪힌 사람의 뼈에는 금도 가지 않습니다. 저는 작년 4톤 덤프트럭을 몸 위로 지나가게 한 적이 있었습니다. 두 번 지나갔지만 결국 뼈는 부러지지 않았고 피부에 타이

어 자국만이 선명하게 찍혔습니다. 〈야채수프〉를 마시고 있는 사람의 뼈는 정말로 피아노선을 튕기는 것처럼 깨끗한 뼈입니다. 그러므로 웬만한 부딪침에는 부러지는 일은 없습니다. 〈야채수프〉를 복용하면 여러 가지로 몸이 튼튼해져 갑니다.

Q6

자신이 만들지 않고 시판매하는 〈야채수프〉를 먹어도 좋은가요?

❶시판되는 〈야채수프〉도 어느 정도 믿을 수 있지만 자신이 만든 게 좋겠지요? 역시 인간이란 편해지고 싶은가 봐요. 좀처럼 어머니에게 부탁하는 것이 어려울지도 모르겠습니다. 시중의 제품은 가격도 비싸고, 운송료가 비싸지요? 이것이 가장 곤란합니다. 가정에서 손수 가꾸거나 유기농채소를 직접 구입하여 무공해 채소로 만들어 먹는 것이 가장 바람직합니다.

Q7

판매되고 있는 좋은 알칼리 이온수를 만드는 기구는 효과가 있습니까?

❶이온수라는 것을 자주 TV에서 선전하고 있지만 확실한 데이터를 가지고 오라고 말하고 싶습니다. 이온수를 만드는 것은 좋아요. 그러나 이 공기 속에도 이온은 들어있습니다. 그러나 그만큼 특정 이온만을 계속해서 사용해도 집안의 이온농도가 바뀝니다. 집 안의 균형이 바뀝니다. 이것은 아주 좋지 않습니다. 외국여행을 갔을 때 몸 상태가 나빠지

는 경우도 마찬가지입니다. 그러므로 불필요한 행동은 하지 않는 것이 바람직합니다. 더욱이 필터는 6개월에 한번 교체를 하고 있지만 하룻밤 사용하고 나서 전자현미경으로 본다면 틀림없이 그 물을 마시는 바보는 없을 것입니다. 하룻밤에 박테리아가 번식해서 새까맣게 되어 있습니다. 이것을 6개월이나 마신다면 어떤 피해를 입을지 모릅니다. 그래도 마시고 싶은 사람은 하루에 2, 3회 필터를 새로운 것으로 교환하든지 씻어내든지 하지 않으면 안 됩니다. 여러 가지 문제가 발생하리라 생각합니다. 정말로 깨끗한 물을 마시고 싶다면 수돗물을 하룻밤 물을 받아 두고 마시는 것도 좋습니다. 이것이 싫다면 〈야채수프〉를 한 방울 떨어뜨려 보세요. 순간적으로 요오드, 칼크(석회), 염소를 제거합니다. 1톤의 물이라면 〈야채수프〉 한잔이면 염소나 칼크를 5초면 제거합니다. 깨끗이 없어져 아무 것도 없게 됩니다. 그 정도로 〈야채수프〉는 큰 능력을 가지고 있습니다. 화학변화를 일으키는 것입니다. 그러므로 자동차의 보닛에는 〈야채수프〉를 절대로 묻히지 마세요. 〈야채수프〉가 묻게 되면 다음 날 붉은 녹이 낄 것입니다. 효소가 모두 깨끗하게 녹여 버립니다. 그만큼 능력을 가지고 있다고 말할 수 있습니다.

Q8

혈액순환을 좋게 하는 초음파치료기라는 것이 있는데 괜찮습니까?

❶ 절대로 안 됩니다. 혈액순환을 좋게 하려면 걸으세요. 가만히 앉아서 몸이 좋아진다는 일은 불가능합니다. 혈압이 오르거나 당뇨병에

걸릴 수 있습니다. 절대로 안 됩니다. 게다가 역시 뇌가 망가집니다. 그런 것을 사용하는 사람은 몸이 굳기 때문입니다. 그러므로 절대로 전기를 쐰다든가 자기를 쐬거나 초음파 따위 등 이러한 행위는 하지 마세요. 중요한 것은 걷는 것입니다. 반드시 걷도록 하세요.

Q9
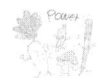

통풍(요산성 관절염)**이 있는 사람이 〈야채수프〉를 마셔도 좋을까요?**

❶ 통풍환자도 복용해도 좋습니다. 다만 〈야채수프〉를 마실 때 통풍의 발작이 일어날 때는 〈야채수프〉를 쉬고 2주간만 병원 약을 복용하세요. 그리고 2주간이 지나면 약을 중단하고 다시 〈야채수프〉를 마시면 평생 통풍 걱정을 하지 않아도 된다고 생각합니다.

Q10
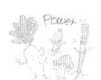

소금을 섭취하는 것은 천연소금이 좋은 거겠죠? 또한 소금을 지나치게 섭취하지 않도록 주의해야겠지요?

❶ 천연소금이라도 소금은 소금이므로 너무 많이 섭취하는 것은 좋지 않습니다. 염분을 많이 섭취하는 분은 염분을 먹은 만큼 해초를 드세요. 녹미채든지 잘게 썬 다시마든지 미역이든 말입니다. 해초는 인간의 몸에 들어가는 섬유소 중에서 가장 두꺼운 섬유소이기 때문에 염분을 잘 흡수하고 전부 배출해 줍니다. 예를 들면 매실장아찌 한 개라면 5g의 염분이 됩니다. 그렇다면 5g의 해초를 먹으면 됩니다. 맛있게 먹

고 내보낼 것은 내보내면 됩니다.

Q11

몸에 좋은 건강식품이 잘 팔리고 있습니다만 어떠십니까?

❶아주 건강에 좋다고 하는 식품을 자연식품점 등에서 팔고 있습니다. 이러한 식품을 우리의 연구소에서 분석하고 조사했습니다. 그러나 일반가게 상품보다도 더욱 심한 화학약품이 들어있기도 합니다. 계란도 요오드가 들어간 것으로 값이 비쌉니다만 노른자를 조사했더니 빨간색의 식용색소가 나오거나 합니다. 금딱지를 붙였다고 해서 좋은 것은 아닙니다. 계란은 계란이니까요. 그러므로 보통의 계란으로 충분합니다. 자칫 잘못하면 빨간색 식용색소를 먹게 됩니다. 또한 오골계가 정력제로서 좋다고 말하는 사람이 있습니다. 그 정도로 오골계가 좋지는 않습니다. 역시 계란은 계란이고 그런 것에 구애받을 필요가 없습니다. 가장 싼 계란이라도 마찬가지입니다. 그리고 유정란이 좋다고 하는 사람도 있는데요. 유정란도 계란이기 때문에 마찬가지입니다. 그러므로 쓸데없는 곳에 돈을 쓰지 마세요.

Q12

무 잎이라고 하지만 잎사귀 부분이 작고 퍼져 있지 않으며 줄기만 있습니다. 이런 것도 좋습니까?

❶무의 줄기나 대로 보이지만 그것도 잎사귀입니다. 땅 속에서 위

로 나와 있는 부분은 전부 잎사귀입니다. 그러므로 퍼져 있지 않아도 약효가 훌륭합니다.

Q 13

변비로 곤란합니다. 치료방법을 가르쳐 주세요.

🎤 변비에 걸린 사람은 우선 걸으세요. 동양인의 경우는 상당히 장이 깁니다. 그러므로 10일이나 20일도 나오지 않는 사람도 있다는 것은 역시 장이 긴 탓입니다. 사실 장을 30㎝ 정도를 자르면 정말로 원활해질 것입니다. 그런데 이것을 알려주는 의사가 아직 없습니다. 이만큼 간단하게 변비를 치료할 수 있는 방법은 없습니다. 더 이상 약이고 뭐고 필요 없이 가만히 잘라 버리면 됩니다. 여러 선진국에서는 자주 하고 있습니다. 그러므로 장이 너무나 긴 사람은 외국에서 자르면 되는 것입니다. 그리고 그 다음 센나라는 한방약이 있기 때문에 그것을 사서 자신의 집에서 달여서 사용하세요. 그러면 변비는 좋아집니다.

Q 14

무청을 구입하기가 어려운데 순무 등 다른 것으로 대용해도 좋습니까?

🎤 무청이 아니면 안 됩니다. 순무 잎으로는 당질이 많기 때문에 대용품이 될 수 없습니다. 무청을 대량 구입해서 건조시켜서 보관해 놓아도 좋습니다. 〈야채수프〉 만드는 방법은 정확하게 지켜주세요. 다른 종류의 채소를 넣는 등 다른 방법으로 만들면 청산이 발생하기도 합니다.

그 정도로 강력하오니 한 과정이라도 틀리면 위험합니다. 최근에는 무농약채소 공동구매 모임도 있으니 그런 곳을 통해서 무조건 잎이 붙어있는 무를 구입하세요.

Q 15

〈야채수프〉와 현미차는 함께 복용하면 안 됩니까?

❶ 안 됩니다. 함께 마시면 뱃속에서 반응하고 합해져서 서로 효력을 없애버려 적어도 15분 정도 간격을 두고 나서 복용하도록 하세요.

Q 16

〈야채수프〉 만드는 방법은 무 1/4, 당근 1/2 등으로 표기 되어 있는데, 채소에는 대, 소가 있는데 정확한 분량을 알려주시겠습니까?

❶ 채소의 크기는 대개 표준적인 크기를 생각하세요. 그 다음은 물의 양을 채소분량의 3배를 넣으세요. 너무나 작은 채소를 4분에 1이나 2분에 1로 해서 채소가 서로 균형이 다르면 곤란하지만 너무 세세하게 신경 쓰지 않아도 좋습니다. (57P 참조)

Q 17

채소는 껍질 째 사용하지 않으면 안 됩니까? 농약이 묻어있는 듯해서 좋지 않은데요.

❶ 껍질 째 하세요. 껍질 부분에 중요한 요소가 존재하고 있습니다.

흙이나 농약은 잘 씻으면 떨어집니다. 또한 아무래도 걱정이 된다면 무농약채소를 사용하면 좋습니다. 토양에 힘이 있기 때문에 무농약채소 쪽이 좋지만 무리하게 찾을 필요는 없습니다. 보통 채소가게나 슈퍼의 채소라도 충분히 효과가 있습니다.

Q 18

〈야채수프〉를 만들 때 알루미늄이나 유리 냄비가 아니면 안 됩니까?

❶ 알루미늄이나 유리 냄비 이외는 안 됩니다. 철 냄비, 동 냄비, 황토냄비를 사용하면 〈야채수프〉에 탁함이 생겨서 성분이 달라집니다. 또한 법랑냄비나 테플론 가공한 냄비 등은 약품이 녹아 나옵니다. 그리고 〈야채수프〉는 유리병에 보관하세요. 〈야채수프〉라고 간단하게 보지 마세요. 그 정도로 〈야채수프〉는 강력한 성분입니다.

Q 19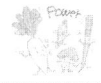

〈야채수프〉를 만든 후 건더기는 먹어도 좋습니까?

❶ 먹으세요. 〈야채수프〉에 녹아 나오지 않은 영양이 남아 있습니다. 남은 채소는 된장국이나 맑은 장국에 넣어서 드세요.

Q 20

〈야채수프〉는 먹는 것 이외에 사용할 수 없습니까?

❶ 화분의 정원수가 시들해졌을 때 뿌려주면 놀라울 정도로 되살아

납니다. 또한 병에 걸린 애완동물에게 먹이면 건강해 집니다.

Q21

채소를 자를 때 크기는 어느 정도가 좋습니까?

❗큼직하게 잘라 주세요. 작게 잘라서 넣는 것이 양분이 잘 녹아 나오는 것은 아닙니다. 재료를 2등분이나 3등분 정도로 큼직하게 자르는 것이 아주 좋은 밸런스로 〈야채수프〉가 됩니다. 이것은 몇 번이나 실험해서 얻은 방법입니다.

Q22

〈야채수프〉를 만들 때 냄비 뚜껑은 덮나요? 또한 보관할 때 냉동보관을 해도 됩니까?

❗냄비는 뚜껑을 덮지 않으면 안 됩니다. 또한 〈야채수프〉의 보관은 냉장이 원칙이지만 냉동해도 상관없습니다.

[부록 ❶]
명현현상이란 무엇인가

명현(瞑眩)이란 단어는 한의학에서 사용하는 용어로 체질이 약하거나 병증이 있는 사람들이 한약이나 건강보조식품 등을 복용할 경우 일시적으로 나타나는 통증입니다. 발열, 가려움증, 설사 등 몸에 이상한 반응이 나타나는데, 이것을 명현반응 혹은 호전반응이라 합니다.

이러한 명현반응으로 나타나는 증상은 대체적으로 머리에서는 두통, 어지러움, 귀울림, 입안이 헤지는 증상들이 있고, 흉부에서는 가슴이 답답하거나 쪼여들며, 배에서는 속쓰림 등의 위장장애, 가스가 찬듯한 느낌, 대소변의 변화(설사, 변비, 변 색깔의 변화, 대소변의 악취 등), 냉대하 등이 있으며, 전신적으로는 피부발진, 속이 메스꺼운 느낌, 몸살, 전신부종 등 여러 가지로 나타납니다.

그러나 이것은 크게 걱정 할 필요가 없습니다. 그 이유는 모두 해당 부위의 치유가 빠른 속도로 진행될 때 나타나는 현상이기 때문입니다.

명현반응이 나타나는 시기는 병의 성질에 따라서 차이가 나는데, 보편적으로 두 가지로 대별할 수 있습니다.

첫째는 치료 시작 후 약 한 달을 전후로 하여 나타나는 경우로서, 치료 시작과 함께 호소하던 증상들이 점점 좋아지다가 갑자기 명현반응이 나타나는 경우가 있습니다.

두 번째는 치료를 시작하자마자 나타나게 되는데 이 경우는 병의 성질이 매우 급한 경우 입니다. 이런 경우 환자는 치료를 통해 병고에서 벗어나려 했는데, 더 심해짐으로 인해 치료를 포기하는 경우가 아주 많습니다. 그러나 실제로 이런 경우에는 치료하기에는 더 용이한 경우입니다. 그러니 환자분들도 포기하지 말고 꾸준한 치료가 필요하다고 판단합니다.

명현반응의 기간은 병의 깊이에 따라 차이가 나며 병이 가벼운 경우는 몇 시간에서 열흘 정도 명현반응이 나타나게 되고, 좀 더 깊은 경우는 한 달 정도 명현반응으로 고생을 하게 되며, 암 같이 매우 심한 경우는 3개월 이상 나타납니다. 명현반응이 나타나면 환자는 짜증도 많이 나고, 치료를 포기하고 싶은 생각이 드는데 이때 짜증을 내고, 감정을 심하게 부리면 더욱 힘들게 되므로 유의해야 합니다.

특히 암의 경우에는 야채수프요법 후에 암이 일시적으로 커졌다가 작아진다는 사례가 보고되고 있습니다. 이것 또한 명현반응으로 판단됩니다. 명현반응 중 설사는 가장 잘 나타나는 현상 중 하나로, 위에서 설명한 시기와 관계없이도 나타납니다. 대체로 치료시작 1주일에서 열흘 후에 나타나는 경우가 많으며 몸속의 독기와 탁기를 빼내는 과정이므로 장에 탈이 나서 나타나는 설사와는 달리 몸에 힘이 빠지지 않고, 지사제를 복용하거나 하는 등의 기타 조치가 없어도 일정시간 후에 저절로 정상으로 돌아가게 되므로 큰 걱정을 하지 않아도 됩니다.

야채수프를 복용하면 일어나는 신체적 증상 및 변화

1. 야채수프를 복용하면 어떠한 병에 걸렸더라도 체온이 1℃ 정도 내려가게 됩니다. 야채수프는 면역력을 극대화 시키는 역할을 합니다. 인체에 바이러스가 들어와도 면역력이 강해져서 감기에 잘 걸리지 않게 됩니다.
2. 약을 장기 복용한 환자는 명현반응이 강하게 나타납니다. 특히 아토피성 피부병을 가진 사람은 수프의 양을 소량으로 시작해서 양을 서서히 늘립니다.
3. 복용 초기에는 얼굴, 손발 등 전신에 습진이 생기거나 가려울 수 있습니다. 이럴 경우 식물성 기름이나 멘소래담 로션을 바르면 괜찮습니다.
4. 1개월가량 복용하면 정상체중보다 살이 많은 사람은 살이 빠지게 되며 마른사람은 오히려 살이 찌게 되는 체중에 변화가 오게 됩니다. 그러나 이것은 몸을 정상화 시키는 것이므로 아무런 걱정을 하지 않아도 됩니다.

5. 시력저하 현상은 가장 많이 나타납니다. 시야가 흐려지거나 눈 가장자리가 가렵게 되는데 2~3일 후면 가려움증이 없어지게 되며 시력이 다시 좋아지기 때문에 안경의 도수를 바꾸지 않도록 합니다.

6. 뇌혈관 장애나 두부 외상이 있는 사람은 2~3일간 두통이 아주 심하게 발생하나 3~4일 경과하면 소멸됩니다.

7. 고혈압 환자, 당뇨 환자는 야채수프를 몇 개월 복용하면 약을 먹지 않게 됩니다. 이것은 지극히 정상적인 것입니다. 약을 갑자기 중단하게 되면 쇼크가 발생할 수 있으니 서서히 줄여야 합니다. 약을 먹지 않아도 되는 시기는 개인별로 다르기 때문에 스스로 알게 됩니다.

8. 폐암이나 폐결핵 등의 질병이 있는 사람 또는 병력이 있는 사람은 진해제를 이틀 정도 복용한 후 기침이 나지 않으면 야채수프 복용을 시작합니다. 야채수프를 먹으면 기침을 하게 되는데 이것은 명현반응이므로 걱정할 필요가 없습니다. 야채수프를 처음으로 복용하면 폐질환으로 인하여 기침이 나오게 되므로 진해제를 미리 꼭 먹어 두도록 해야 합니다.

9. 부인과 병종이 있는 사람은 수프를 먹기 시작하면 허리가 묵직한 감이 있고, 대하가 많아 질 수도 있습니다. 3~4일 경과하면 제반 증상이 없어집니다.

10. 여성은 연령에 관계없이 다시 생리가 시작되는 사람이 많습니

다. 젊은 여성의 경우 4~5개월 복용 후부터는 새로운 생리 주기가 형성되느라 한 달에 두 번 올 수도 있습니다. 그 후부터는 정상 주기가 되니 염려할 것은 없습니다.

11. 염증성으로 복수가 차오르는 사람 또는 악성종양 등 기타의 중병이 있는 사람들도 야채수프와 병용을 하면서 치료하면 치료하는데 최고의 조건을 만들어 주게 되므로 현저하게 빨리 치유가 됩니다.

12. 현미차는 당뇨병 환자의 인슐린 분비를 증가시켜주며 이뇨작용이 현저히 좋아집니다. 3~5일째부터는 소변이 맑아지는 것을 느낄 수 있을 것입니다.

13. 복용 6~12개월이 되면 머리카락이 5,000~10,000 본이 더 돋아나고, 손톱, 발톱, 모발은 연령에 관계없이 3배 이상 더 빨리 자랍니다.

14. 중병이 아닌 사람들은 수프와 현미차를 4~6개월 정도 복용하고 그 후부터는 잊어버리지 않을 정도로 복용하면, 평생 다른 병에 걸리지 않습니다.

15. 복용 1주일 정도 후면 주량이 늘어납니다. 숙취를 모르기 때문에 정도껏 마셔야 합니다.

야채수프를 복용하면 신체의 변화가 나타나는데 가장 두드러진 경향이 술에 강해집니다. 수프를 먹기 시작해서 1주일이 지나면 효과가 나타나는데 숙취가 없어지므로 적당한 점에서 술을 끊으면 됩니다. 항상 술을 마시는 사람은 반대로 술을 못 마시게 되는 경우도 있습니다.

이외에도 부작용과 같은 일시적인 증상이 나타날 수 있으나 이것은 부작용이 아니라 명현반응 또는 호전반응(好轉反應)이니 걱정할 필요가 없습니다.

야채수프를 복용하면 체내에 축적되어있던 독소와 노폐물이 급속히 배출되면서 명현반응이 나타납니다. 명현반응은 체질이 바뀌면서 일시적으로 나타나는 증세이므로 걱정하지 않아도 됩니다.

명현반응은 심하게 나타나는 사람도 있고, 전혀 없는 사람이 있습니다. 반응이 없으면 체내에 노폐물이 적고 큰 병에 걸릴 염려가 없는 사람입니다. 대개의 경우 자극이 심한 음식물을 좋아하는 사람, 고기와 인스턴트식품을 오랜 기간 많이 먹은 사람, 과거에 큰 병을 앓아 약을 장기복용한 사람, 식품첨가물이 많은 음식을 섭취한 사람, 스트레스가 심하게 많은 사람은 호전반응이 강하고 길게 나타나는 것이 일반적입니다.

명현반응의 일반적인 증상은 사람마다 다르나 뾰두라지, 변비, 설사, 불면증, 졸음, 눈곱, 콧물, 현기증, 미열, 치통, 심한 입냄새, 손발 저림 및 통증, 위통, 관절통, 옛 상처의 통증, 두통, 운동이 부족한 분들은 몸살 하는 듯한 느낌, 작은 좁쌀 같은 증상, 가려움증 등을 들 수 있는데 갑자기 이런 증상이 나타나면 놀라게 되는데, 병이 나으려고 그런

반응이 있는 것이므로 놀랄 필요는 없습니다.

　사람마다 식생활과 생활환경이 다르므로 명현반응은 야채수프 복용 후 짧게는 며칠 만에 나타나기도 하고 길게는 수개월이 걸리기도 합니다. 신체의 독소와 노폐물은 땀, 숙변, 소변, 콧물, 눈곱, 뾰두라지, 눈물 등으로 배출되며, 폐의 오염물은 가래와 기침으로 배출되고, 이로 인해 통증, 마비감, 가려움증, 부종, 두통, 불면증, 귀울림, 트는 입술, 구내염, 가슴 두근거림, 인후통, 변비, 설사, 피로감, 권태감 등이 생기는데 어느 증상이나 일시적이므로 긍정적인 마음으로 이겨내는 것이 중요합니다. 도저히 참을 수 없을 만큼 반응이 심한 경우에는 야채수프를 줄이거나 중단해야 합니다.

　그리고 명현반응의 제일 좋은 대처방안은 따로 없습니다. 본인이 알아서 제일 편한 방법으로 참고 기다려야 합니다. 명현반응은 문자 그대로 완치되기 직전에 나타나는 마지막 고비이므로 이 고비만 잘 넘기도록 노력해야합니다.

신체적으로 건강하지 못한 부분에서 발생하는 명현반응
- **혈액순환**(고혈압, 저혈압) : 어깨가 아프다, 머리가 아프다, 열이 난다, 손발이 저리다.
- 위 : 답답하다, 쓰리다, 울렁거린다, 메스껍다.

- 장 : 배가 아프다, 가스가 찬다, 설사를 한다.
- 간 : 피곤하다, 졸리다, 눈곱이 낀다, 몸이 가렵다, 피부에 발진이 생긴다.
- 폐 : 가래가 많이 나온다, 기침을 한다(특히 밤에)
- 신장 : 몸이 붓는다.
- 피부 : 알레르기, 아토피성 피부염, 여드름 등이 몇 번에 걸쳐서 더욱 심해진다.
- 산성체질 : 며칠간 나른하고 졸리다, 방귀가 난다, 목과 혀가 건조하다.
- 신경과민 : 잠이 잘 안 온다.
- 각종 암 : 암세포가 일시적으로 커지는 경우가 많다.

개인별로 그리고 증상별로 각기 다르기 때문에 지속적인 복용여부는 환자의 신중한 판단과 믿음에 따라야 합니다. 병원에서는 야채수프를 복용하지 말라는 의사가 많으나 꾸준히 복용해서 암을 치유한 사례가 있습니다.

[부록 ❷]
명현반응 사례

― 여기 실린 사례는 다음카페의 「야채수프1004」에서 발췌한 것입니다.

사례ㅣ01 야채수프 복용 이틀째
글쓴이 : 건강지킴 ㅣ 날짜 : 2009년 3월 22일

2주 전부터 되도록이면 아침, 점심, 저녁을 야채와 생선, 버섯, 두부 위주로 식사를 하려 습관을 들이고 있는 30대 중반의 여성입니다.

2주 전 가슴에 양성종양이 있다는 이야기를 듣고 화들짝 놀라~ 그때부턴…

약사 처방을 받은 비타민과 주 메뉴를 부추, 깻잎, 상추, 마늘, 생선, 쌈장, 브로콜리 위주의 식단을 세워두고 매일 이렇게 먹으려 노력중이구요. 2주 정도 먹으니 이젠 익숙해진 듯합니다.

앗 참 방울토마토, 당근, 브로콜리의 샐러드를 만들어 플레인 요거트를 소스로…. 저녁엔 이렇게 먹곤 하죠.

아침에 눈뜨면 화장실로 달려가기 바쁩니다.

변비가 없어졌어요.

그리고 야채수프도 2일 전부터 먹기 시작했는데요.

음, 이게 명현반응일까요? 평소 얼굴에 뾰루지가 조그맣게 올라오긴 했지만 큼지막한 뾰루지가 안 생기던 얼굴에도 몇 개씩 올라오고…. 생리도 평소 예정일보다 하루 이틀정도 빨리 시작했답니다.

저는 평소 생리주기가 아주 일정하거든요~

어지러운 증세는 없고요….

궁금하네요.

아무튼 야채 위주의 식사를 하니 마음이 즐겁습니다.

제대로 된 식습관이 사람의 모습과 생활까지도 바뀌게 해주리라~ 분명 믿거든요.

[댓글 1] 예전에 없던 증상이 나타나면 명현현상일수도 있겠네요. 저도 먹은 지 2주 됐는데 눈이 가렵더라고요. 꾸준히 드셔보시고 체크해보세요.

[댓글 2] 저도 그랬던 거 같아요..생리 양이 많아지고 머리도 아프고 현기증이 나고.. 그래서 병원 가서 빈혈수치검사를 했는데… 휴~ 다행히 아무렇지도 않다 하시더라고요. 요즘 여기 읽어 보니까 명현반응 같은 것인가 봐요. 하여간 꾸준히 먹어 보겠습니다.

사례 | 02 체중이 줄어요.

글쓴이 : 사계 | 날짜 : 2009년 4월 8일

대장암 수술 후 야채수프 마신 지 2주차입니다.

먹어도 금방 배가 고프고 저혈당이 오는 것처럼 지칩니다.

채식위주로 식사도 하고 있지만 기력이 딸리는 것 같습니다.

원래도 몸이 약한 편이었는데 수술, 항암, 이후 약간 체중이 늘다가 야채수프 먹고 다시 빠지는 것 같습니다. 배변량도 많고요.

명현 현상이라면 언제까지 이럴까요?

야채수프 먹으면 체중이 는다고도 하던데요.

저는 많이 마른 편이라서요.

[댓글 1] 힘드셨겠네요. 힘내세요. 저는 바로 아랫글 쓴 규리입니다. 도움이 되실지 모르겠으나 몇 자 남깁니다. 저희도 10일정도 복용했는데 저, 엄마, 아픈 동생 셋이 동시에 복용하고 저는 규칙적으로 안 먹고 띄엄띄엄 먹었습니다. 아침 공복에는 꼭 복용하구요, 처음 5일가량 복용 후 대변량이 많아지고, 변도 많이 묽어 지더니 며칠 더 복용하고 나니 변이 아주 보기 좋은 모양으로 예쁘게 나오기 시작했습니다. 피곤도 자주 오고, 몸이 많이 고단해 지더라고요. 저 역시 그게 명현반응인지 아직 잘 알 수가 없습니다. 그래도 참고 하세요. 저도 답글이 달렸나 해서 와봤는데 없어서 실망합니다. 제 동생은 백혈병 진단받고 치료 중이구요. 야채수프 복용후로 편두통이 오고 있어요. 어제는 다른 곳 머리가 아프다고 해서 걱정이 많네요.

[글쓴이] 감사합니다. 전 오늘도 6번 갔다 왔네요. 저도 두통도 왔었는데 이틀 지나니까 없어지던데요.

[댓글 2] 두통이요, 저 역시 그랬죠, 한 삼사일쯤 아프다가 말았고요. 근데 지금은 몸 컨디션 아주 좋네요. 주위에 저의 권유로 야채수프 복용하는 분이 몇 분 있는데 다들 큰 병이 아직 없어서인지 여기저기가 좋아졌다고 해요. 어깨 결림, 변비, 눈의 압통과 충혈, 입맛 좋아짐, 특히 만성피로는 다들 열흘정도에서 효과를 보더라고요.(저 역시 동감) 열심히 마시던 한 친구는 석 달쯤 지나니 피부가 좋아지더군요. 저는 중간에 한참 쉬었는데도 좋던데요. 두통이

온 것은 머릿속 미세혈관에도 혈액순환이 되는 과정이 아닐까요? 경험상 처음의 통증은 지독한 편두통이었고 요즘은 여기저기 찌릿한 낯선 통증이 간혹 오거든요. 참 무릎 관절이 안 좋았는데 요즘은 전혀 안 아파요.

사례 | 03 얼굴이 심하게 붓고 진물이 나던데 명현반응인가요?

글쓴이 : 복돼지네 | 날짜 : 2009년 4월 10일

성인 아토피 중증입니다.

얼굴, 온몸 2년 사이에 엄청 심해진 경우이고요.

지금 약은 다 끊은 상태인데 야채수프 3일째 복용인데요, ○○농장 야채수프로 구입해서 하루 3개씩 먹고, 현미차도 20분후 꼭 먹었는데요.

얼굴이 이틀 후부터 권투선수가 얻어맞은 거처럼 눈 주변 볼 엄청 부어오르고 밤새도록 진물이 나네요. 흘러내리는 정도는 아니고 맺히는 정도, 그래서 세균 감염 될까봐 후시딘 좀 발랐어요.

그래서 3일째. 오늘은 야채수프 한 팩으로 줄여 보려고요. 계속 복용해야겠죠?

그리고 아토피 환자는 현미차 먹으면 안 되나요?

이게 명현 현상인지? 뭘까요?

[댓글 1] 네 현미차는 드시면 안 됩니다. 야채수프만 드셔야 하구요. 처음에는 한 숟가락 정도로 양을 시작하셔서 경과를 봐가면서 양을 서서히 늘리셔야 합니다.

[댓글 2] 처음부터 너무 많이 마셨네요. 처음엔 10cc부터 시작하라고 했는데요.

사례 | 04 야채수프 먹고 나서 당뇨 수치가…
글쓴이 : 건강한우리가족 | 날짜 : 2009년 4월 11일

어머니께서 야채수프를 드신지 한 달이 다되었는데요.

아직 당뇨병 판정은 받지 않으셨지만 당뇨가 있습니다.

소식하시고 야채수프를 공복에 3번 드시고 현미차 먹고 운동도 매일은 아니지만 하십니다.

원래 수치는 그냥 정상이었는데(관리하면서) 요 며칠 전부터 당뇨수치가 올라갔네요.

밥 먹고 2시간 후에 수치를 재어보니 227 이렇게 나오네요..

나름 잘하고 있는데 한 2주 전부터 당뇨 수치가 계속 높네요.

명현반응이었음 좋겠는데 이렇게 계속 높으면 병원 가서 당뇨약을 먹어야 하는 건지요.

아님 명현반응이면 당뇨 수치가 높은 사람들 갑자기 당뇨수치가 올라가서 한달 안에 다시 정상 수치로 오는 건지요?

아시는 분 답변 좀 해주세요.

[댓글 1] 계속 그 수치가 유지된다면 좀 걱정되는 수치입니다. 그러다가 소변으로 단백질이나 칼슘이 빠져나가면서 살이 빠지실 수 있어요. 야채수프가 좋은 건 어느 정도 맞는 것이 사실이지만 바로 효과를 볼 수 있는 것이 아닙니다. 양약과 야채수프를 병행하다 많이 호전되면 양약을 끊으셔야 돼요. 병원에 한 번 가보시는게 좋을 것 같아요.

[댓글 2] 호전반응이 올 때는 혈당수치가 올라갈 때가 있더군요. 그러다 차츰 내려

올 것이니 위기를 극복 하셔야 할 것 같아요.

[글쓴이] 어머니께선, 야채수프 잡수신지 한 달이 넘었는데요. 혈당수치가 올라갔다가 내려갈 때의 시간이 얼마 정도인가요? 며칠 만에 정상 혈당으로 내려오나요? 아님 정상 혈당 수치가 되려면 한 달이 걸리나요? 답변 꼭 부탁 드려요.

[댓글 3] 개인마다 차이가 있어요. 수치에 너무 연연하지 않으셔도 될 것입니다. 4~5개월 갈 수도 있지만 몸은 편안 하실 것입니다.

[댓글 4] 제 경험으로는 종합병원에서 당뇨 검사를 하였습니다. 당시에 의사 선생님께서 말씀을 하시기를 검사 시 측정되는 당뇨검사 수치는 3개월간의 수치 값 변동을 검사 시 알 수 있다고 합니다. 과학적인 검사를 통하여 투약 여부를 판단 하셨으면 합니다.

사례 | 05 눈이 토끼눈이 되었어요.

글쓴이 : 해원이 | 날짜 : 2009년 6월 7일

원래 3년 전부터 갑자기 눈에 알레르기가 생겼는지 눈물 나고 간지럽고 안과에 가도 약 넣을 때뿐이고 그래서 그냥 포기하고 살았는데 작년부터 가끔씩 하얀 부분에 실핏줄이 터지기 시작하더라고요. 그러다 치료하면 낫고 피곤해서 그러려니 했는데 올 3월부터 야채수프 먹고부터 눈이 덜 간지럽고 많이 좋아진 느낌이더라고요.

근데 며칠 전부터 눈이 약간 노래지는 것 같더니 충혈된 쪽 머리가 조금씩 띵하더니 급기야 토요일 아침에 일어나니 또 핏줄이 터졌네요. 전보다 더 심하게…

야채수프 먹고 다시는 재발하지 않을 줄 알았는데… 명현이면 좋으

련만… 어찌 이런 일이… 계속 먹어도 되겠죠? 무시하고 그냥 계속 먹고는 있습니다. 유방에 혹이 있어서 조직검사하기 전에 3개월 동안 열심히 먹고 있는데 이리저리 가끔 흔들릴 때가 있습니다.

무시하고 그냥 쭉 먹어야겠죠? 마음을 비우고 있으렵니다. 항상 저의 마음을 위로합니다. 괜찮다고 응원합니다.

[댓글 1] 요로법에 관한 책이나 인터넷 검색으로 꼭 읽어보세요. 눈을 씻어내면 아주 좋아진답니다. 저는 두 번 씻었는데도 가려움증과 충혈이 없어졌어요. 신기한 일이지요. 저도 최근에 접한 일이라 조심스럽게 다가가고 있습니다, 일단 요로법에 대한 공부를 충분히 숙지하세요. 부작용은 절대 없다고 했습니다.

[글쓴이] 요로법은 야채수프랑 같이 말고 별개로 하는 방법도 있나봐요? 그런데 영 자신이 없어요. 제 몸 상태로 봐서는 같이 해야 하는데 왜 이리도 용기가 없는지요.

사례 | 06 제발 알려주세요! 호전되고 있다고 믿고 싶습니다.

글쓴이 : 야채송 | 날짜 : 2009년 6월 14일

안녕하세요.

저희 아빠는 간암이신데 얼마 전 병원에서 폐와 전신에 전이되었다고 하며 더 이상 손을 쓸 수가 없다고 했습니다. 그래서 진통제만 받아가지고 왔습니다.

가족 모두 너무나 절망한 가운데 정말 지푸라기라도 잡는 심정으로 야채수프와 현미차를 알게 되어 책을 읽으며 현재 오늘까지 6일째 야채수프를 복용하고 있습니다.

아빠는 이틀째에 설사 한번 하셨는데 간 쪽이 더부룩하고 가슴 쪽도 콕콕 쑤시고 밤에는 등이며 어깨가 아파 잠을 거의 못 주무십니다.

원래도 아파하셨는데 진통제 드시고는 조금 나아지시는 것 같았거든요.

또 너무 기력이 없으셔서 밥 드시는 것조차 힘들어 하시구요.

보는 가족들이 너무 마음이 아파 어떻게 해야 할지 모르겠습니다.

야채수프가 마지막 방법이라 믿어서 아빠께는 명현반응이라고 말씀 드렸는데 통증이 심하니 아빠도 견디시기 힘들어 하세요.

또 며칠 전부터 왼쪽 귀 뒤쪽이 약간 마비가 되는 것 같다고 하시더니 오늘 아침에는 면도를 하실 때 확실히 왼쪽 얼굴 쪽이 오른쪽과 달리 감각이 많이 없다고 하시네요.

이런 것들이 명현반응인지 아니면 병세가 더 심해지시는 것인지 너무 걱정되어 혹시나 이런 상황을 겪으신 분들이 계신지 알고 싶어 글을 올립니다.

저희 아빠처럼 증상을 겪으신 분 있으시면 제발 알려주세요.

부탁드립니다.

여기 계신 모든 분들이 건강하시기를 바랍니다.

[댓글 1] 양을 조금 줄여 보세요. 명현현상을 줄이려면 소변요법도 같이 하시구요. 간에는 야채즙이 안 좋다고 합니다. 야채즙 드시거든 주의 하세요. 그냥 생으로 드시고요. 명현현상이 심하면 양을 좀 줄여서 서서히 하셔야 할 듯합

니다.

[글쓴이] 답글 감사합니다. 말씀대로 양을 조금 줄여서 해봐야겠습니다. 도움 주셔서 감사합니다.

사례 | 07 손목에 수포가 생겼어요.

글쓴이 : 맑은빛 | 날짜 : 2009년 6월 18일

어머니가 야채수프 + 현미차 복용한 지 1주일 되었습니다.

2-3일 전에 손목에 조그만 것들이 나오더니 더 커져 수포가 생겼네요. 주변은 빨갛고요.

간지럽지는 않다고 하시는데. 어제까지는 괜찮았는데 이젠 따끔거리면서 아프다고 하시네요.

명현현상인거 같은데. 그냥 놔둬야 되나요? 아니면 어떻게 대처해야 하나요?

점점 더 심해지면 현미차를 안 드셔야 할지요?

암 투병 생활 중이셔서 하나하나에 민감하게 반응하게 되네요.

경험 있으시거나 아시는 분 답변 부탁 드려요.

[댓글 1] 명현현상 맞습니다. 제 경험상.
[댓글 2] 혹시라도 대상포진 아닌지 병원 한번 가보시는 게 좋을 거 같아요. 면역력 떨어지는 분들에게 종종 옵니다. 아니면 좋겠는데요.

사례 | 08 다리 골반에 통증이 심한데 명현반응인가요?

글쓴이 : 건강한우리가족 | 날짜 : 2009년 7월 13일

아버지께서는 전립선암이시구요.

임파선으로 전이가 된 상태입니다.

지금 야채수프, 현미, 오줌요법 시행한 지 5개월 정도 되었고요.

2~3주전부터 골반과 다리에 통증이 심하다고 하시네요.

오래 앉아있다 일어나면 통증이 심해서 겨우 일어나시고 뼈에 전이가 온 게 아닐까 병원을 갔는데 뼈에 전이는 아니라고 하는데…

한의원에 가서 침 맞아도 안 되네요.

글을 보니 자궁경부 생식기 쪽에 명현반응이 다리 통증이 있는 것 같던데, 아버지의 다리와 골반에 느끼시는 통증이 전립선암의 명현반응이 아닐까요?

[댓글 1] 특정부위의 통증이 어떤 병명의 명현반응이라고 딱 정해진 건 없어요. 명현반응은 몸의 안 좋은 부위 어디에서든 나타나는 것뿐이죠. 전립선이든 골반이든 같은 하체 쪽이니까 하체에 통증이 있다는 건 좋은 현상이라고 저는 생각되네요.

[댓글 2] 글쎄요. 명현반응일수도 있을 것 같아요. 전 그렇게 믿고 싶네요. 우리가족 파이팅입니다!

[글쓴이] 오늘 병원에 가서 MRI 찍으셨는데 디스크라고 하네요. 갑자기 아프시고 디스크라니. 이건 명현반응이랑 무관한 거겠지요? 가슴이 아프네요. 그렇지만 끝까지 야채수프 복용할거에요. 화이팅입니다!

사례 | 09 명현반응의 가지가지

글쓴이 : 독술 | 날짜 : 2009년 7월 15일

6월 6일에 야채수프를 음용하기 시작했습니다.

신랑의 당뇨 때문에 시작한 것인데 저는 그냥 더불어서 마시기 시작했고요.

[신랑의 반응]

- 3일 후 왼쪽 겨드랑이에서만 냄새가 난다고 함.(3일 정도 후에 없어짐)
- 일주일 후 오른쪽 무릎이 아프다고 함.(3일 후에 나아짐)
- 10일 후 왼쪽 무릎이 아프다고 함.(3일 후 나아짐)
- 그 후 계속 팔꿈치 등 관절을 따라다니며 아팠다고 함.(한 번 아픈 곳은 2~3일 후에 나아짐)
- 20일 후 잇몸이 흔들리고 많이 아팠다고 함.
- 1개월 후 위가 쓰린 것은 아닌데 쓰리듯이 아프다고 함.
- 지금은 별 반응이 없으며 당 수치가 많이 떨어졌음.

[나의 반응]

- 2주 정도 후부터 입안이 헌 것처럼 아파 음식물이 닿으면 아팠음.
- 20일 정도 후부터는 몸에 알레르기처럼 가려웠음.
- 손가락 사이에 수포가 생겼음.
- 배에 가스가 차고 설사를 하였음.

- 위가 쓰린 것도 아닌데 쓰린 것처럼 아팠음.

시어머니께도 권해드렸는데 드시고 2주 정도 지나서부터 소화가 안되고 구토증에 아예 식사를 못하시고 죽만 드십니다.
그래서 지금은 중지하신 상태.
이렇듯이 가지가지 명현반응들이 참으로 신기하기만 합니다.
몸에 좋다는 것을 해줘도 마다하던 신랑은 야채수프를 먹기 시작하고는 신기하게 지금은 본인이 직접 챙겨서 마실 정도로 변했습니다.
나중에 신랑의 당뇨가 완치가 되면 또 글 올려드리겠습니다.

[댓글 1] 저도 아버지가 당뇨이신데 명현반응이 있어서 야채수프 200㎖씩 아침저녁 두 잔과 현미차를 30분후에 드시고 그 중간에 현미차를 수시로 드시는데 혈당이 변화가 없고 어떤 때는 조금 높게 나오거든요. 5월 27일부터 드셨는데 하루 몇 ㎖씩 드시는지 궁금합니다.

[글쓴이] 저희는 새벽과 잠자기 전에 야채수프를 300cc씩 마시고, 현미차는 낮에 600cc를 나누어서 마셔요. 처음에는 아침 첫 소변에만 거품이 생겼고, 낮에는 소변이 맑아졌다고 하드라고요. 그리고 저희는 둘 다 술을 좋아해서 술은 그대로 마셨고요. 단지 육류가 안 좋다고 하니까 좀 덜 먹었어요. 아주 안 먹은 것은 아니고요. 꾸준히 드시는 것이 약효를 볼 수 있으실 거라 생각해요. 열심히 드시고 완쾌 되셨으면 좋겠어요.

사례 | 10 복용 4일째이며, 당뇨 때문에 먹고 있습니다.

글쓴이 : 아름다운인연 | 날짜 : 2009년 7월 22일

저는 2008년 10월에 아이를 출산하였고 임신 7개월에 임신성 당뇨로 판정받고 그때 잠깐 야채수프를 복용하였습니다.

임신 중이라 여전히 혈당이 높아서 3주 안되게 복용 후 안마셨고 출산 후 당뇨로 정착이 되어 9개월째 당뇨약을 먹다가 약을 끊고 다시 야채수프 복용 4일째입니다.

저는 약복용 후 이틀째 야채수프로 인해서 식전 혈당 90이 나왔고 식후 바로 측정수치는 200이 넘었고 1시간 경과 시간마다 30-40씩 떨어져서 3시간 경과하니까 140 이하로 떨어졌습니다. 3일째까지는 들쑥날쑥 하더니 오늘은 혈당 체크 10번 정도 한 것 같네요.

식후 바로, 30분경과, 1시간 경과, 2시간 경과, 3시간 경과 지켜보았거든요.

당뇨약을 끊고 처음으로 안정된 혈당이 나왔습니다. 저는 야채수프 먹기 전에도 손에 습진이 생겼었습니다.

피부과병원에 갔을 때 당뇨가 있으면 습진도 잘 걸린다고 하더라고요.

이번 습진은 조금 심하긴 한데 야채수프 복용 후 습진 생긴 부위가 늘어나긴 했지만 지금은 새살이 돋고 있습니다.

제 몸이 생각보다 건강한 건지 모르겠지만, 밥도 현미로 바꾸고 조미료는 사용하지 않고 육류대신 콩으로 만든 음식을 먹어서 그런가? 명현반응이 손 습진 늘어난 거 외에는 없습니다.

아~~ 처음 이틀은 두통 때문에 약을 먹을까 생각할 정도입니다. 하지만 참았습니다. 이틀 정도 지나니 두통도 사라졌네요.

약 복용 첫날은 기운도 없고 뭔가 내리 누르는 것 같은 무력감에 너무 힘들었는데 오늘은 친구가 제 목소리 듣더니 왜 그렇게 기분이 좋으냐고 말할 정도로 목소리가 밝다고 하네요.

저도 몰랐거든요. 만날 기운 없어 보인다고 했었는데 생각해보니 피곤한 것도 많이 사라졌습니다. 당뇨약 복용할 때는 정말 매사 너무 피곤하고 조금만 움직여도 지쳐서 아기 혼자 놀게 하고 전 누워있는 시간이 많았거든요.

오늘은 낮잠도 안잔 거 보니 건강해지고 있는 것 같습니다. 모두들 힘내세요.

믿음이 때로는 그 어떤 약보다도 명약일 때가 있습니다.

저도 반드시 완치될 거라 믿고 있고 건강해서 무엇이든 잘 먹고 있는 제 모습 상상하면서 야채수프를 복용하고 있습니다.

[댓글] 당뇨, 췌장이 약해서 오는 당뇨라면 야채수프도 드시고 돼지감자와 참외도 드세요. 돼지감자는 천연인슐린이고 참외는 비위에 좋은 당분인데 특이하게 참외의 당분은 비위(위, 췌장, 비장)의 건강은 물론 신장, 간, 심장에도 피해 주지 않습니다. 췌장염은 대개 속이 뜨거워서 생기는데 참외가 불을 꺼줄 것입니다. 처음에는 혈당이 오른듯하다가 계속 떨어지게 되는데 이는 참외의 당분이 췌장을 건강하게 하여 인슐린을 촉진시키기 때문으로 봅니다.

[부록 ❸]
성공 사례

- 여기 실린 사례는 다음카페의 「야채수프1004」에서 발췌한 것입니다.

사례 | 01 야채수프의 효능

글쓴이 : 영은맘 | 날짜 : 2009년 1월 8일

남편이 2008년 3월에 비인두암 진단받고 병원 항암치료(주사, 방사선)중 4월 중순부터 야채수프를 복용하고 있습니다.

하루 3번(600cc) 성급한 판단일 수도 있지만 지금은 몸이 너무나 좋아져서 곧 사회생활로 복귀하려고 합니다.

평소에 당뇨도 있었는데 지금은 당뇨관리도 정상에 가깝습니다. 옆에서 같이 먹던 저 역시 건강에 자신감이 생겼습니다.

아침에 개운하게 일어날 수 있고 잇몸질환 개선, 머리숱이 많아짐, 피부도 좋아지고, 무좀도 완치 등….

야채수프를 알아서 행운입니다. 많은 분들께 감사드립니다.

아픈 남편 때문에 야채수프 책을 수십 번 읽고 또 읽고 두려울 때 마다 떠올리며 무엇보다도 큰 위로가 되었습니다. 든든한 인생의 동반자 같은 흐뭇한 느낌!

다시 한 번 감사드리며 많은 분들도 꼭 드십시오.

[댓글 1] 축하드려요. 앞으로도 관리 잘하셔서 더 좋은 소식 전해주세요.
[글쓴이] 그리고 2008년 5월 버스에서 무릎을 다쳐 병원 치료중 퇴행성관절염까지 진단 받아서 무릎통증이 심했는데 야채수프 꾸준히 복용결과 지금은 뛰어 다닙니다.(병원치료는 다치고 처음 약 2주가 전부입니다.)
[댓글 2] 영은맘님 얼마나 복용하셨나요? 일년 정도 되셨나요? 저도 퇴행성 관절염 때문에요.
[글쓴이] 야채수프는 10개월간 매일 꾸준히 약 500cc를 빠지지 않고 복용중입니다. 무릎의 효과는 요즘 현저히 느끼고 있답니다.

사례 | 02 아버님의 담도암 세번째 이야기
글쓴이 : twilight | 날짜 : 2009년 1월 16일

2007년 7월 - 황달 증상 및 담즙 배출이 안 되어 배를 뚫어 카테터를 끼워 임의적으로 배출시킴.

2007년 8월 - 서울대 병원에서 담도암 3기 진단 받음.

2007년 8월 31일 - 담도절제 및 간에 전이된 암 때문에 간 2/3절제. 나머지에도 암전이 흔적 있으나 간은 전체 절제 불가함.

병원에서 한 달 후 퇴원.

퇴원 후 3개월 간격으로 정기검진 후 2008년 7월 이후 6개월 정기검진으로 바뀜.

오늘 10일전에 받았던 CT 및 혈액검사 결과를 보고 왔습니다.

간수치에서 정상치를 벗어나는 부분이 있으나 의사선생님 말씀으로는 크게 걱정할 정도가 아니며 전반적으로 상태 양호하다고 하시는군요. 그리고 6개월 후에 다시 보기로 했습니다.

　언제나처럼 결과를 기다릴 때는 '아니겠지' 하면서도 마음 한편에선 불안함이 함께 합니다.

　조금 전 점심식사하시고 편한 마음으로 내려가셔서 저도 마음이 놓이네요.

　사실 비용부담이 되었던 한 가지를 관두셨기에 불안한 마음이 많이 있었거든요.

　현재는 녹즙은 계속하시고, 야채수프 + 요료법(16개월), 현미차대신 현미 김치를 몇 달 전부터 하고 계십니다.

　어떤 것이 직접적으로 효과를 보인건지…. 모두 다 도움이 되었겠지요. 그리고 무엇보다 본인의 마음가짐이 우선이 아닐까 싶습니다.

　기력도 좋아 보이시고, 흰머리가 줄어들고 검은 머리가 머릿밑에서 많이 올라오는 것이 보이더군요.

　이젠 그만 올릴까하다가 아버님 말씀에 힘을 얻어 다른 분들께도 희망을 가지셨으면 하는 마음에 올려봅니다. 같은 담도암에 걸리신 분들의 전화가 꽤 많이 오시는 모양입니다. 사실 저도 몇 통 받기도 했지만. 그분들이 아버님의 회복소식에 많은 희망을 가지신다고 하시더군요.

　사실 담도암이라는 게 흔한 질병이 아니고, 치유 경험이 많지 않고 정보도 부족하다보니 가족이나 본인의 상황에 목말라하시는 분이 많으신 것 같습니다.

저의 아버지께서 어떤 표본을 보여줄 수 있는 분은 아니지만, 쉽지 않은 상황에서 오늘까지 잘 이겨주셨으니, 다른 분들께도 결코 포기하지 마시고 의지를 가지고 노력하셨으면 하는 바람입니다.

의사선생님 첫 말씀은 항상 "항암, 방사선 안하셨죠?" 하고 묻습니다. 그러면 "네"라고 대답합니다.

다른 말을 할 수도 없고, 더 이상 묻지도 않으십니다.

병에 안 걸리면 더 좋겠지만, 든 병이라면, 그리고 장기적으로 함께 할 수밖에 없는 병이라면 친구처럼 가는 것이 좋다고 하더군요. 억지로 떨쳐내기 위해 불안해하고 초조해하면 더 악착같지 않나싶어요. 어느 분 말씀처럼 '친구다' 하고 마음을 놓으니 더 편하고, 병도 물러나더라고 하더군요.

무엇보다 긍정적인 마음이 중요한 것 같습니다.

많은 분들 힘내세요. 여러분도 할 수 있으세요.

[댓글 1] 다행입니다. 옆에 가족 분들의 정성과 관심이 더 중요합니다. 앞으로도 더 열심히 하셔서 부친 건강 회복 기원 하겠습니다.

[댓글 2] 힘든 시간을 잘 이겨 내셨군요. 담도암은 극복하시기 정말 힘든 줄 압니다. 힘들고 병이 들었을 때 가족의 사랑이 무엇보다 중요하지요. 그 희망의 끈이 치유를 도왔을 것입니다. 힘내세요. 파이팅입니다. 실의에 빠진 분들을 위해 이런 글은 많이 올리셔서 환자들에게 희망을 주셔야 할 것입니다.

[댓글 3] 놀라운 결과이군요. 나도 오래 전부터 야채수프와 현미김치를 같이 복용 하

고 있는데 둘 중 한 가지만 먹는 것 보다는 야채수프와 현미김치를 같이 먹는 것이 훨씬 효과가 좋습니다. 둘 다 비용부담도 적고 진짜 안성맞춤입니다.

사례 | 03 결절이 사라졌어요.

글쓴이 : 러브홀릭 | 날짜 : 2009년 4월 2일

저도 제가 이런 체험담을 쓰게 될 줄 정말 몰랐습니다.

항상 성공사례담을 읽고 비슷한 병을 가진 글을 찾아볼 뿐이었죠.

저의 남편은 2년 전에 간경화 판정을 받았습니다.

간에 결절이 2cm 정도 있었고 초기는 아닌 것 같다는 여의도에 있는 병원의 주치의 진단을 받았습니다. 간수치는 정상에서 아주 꽤 높지는 않았으므로 항바이러스제가 아닌 우루사 레가론 등을 처방 받았습니다.

암담하게 처져서 기도만 하던 중, 저의 엄마께서 텔레비전에서 간경화 걸린 분이 야채수프를 먹고 건강을 회복했다는 내용을 보시고 알려주셔서 야채수프를 제가 만들어 먹였습니다.

무청이 간에 좋다는 것은 객관적 자료에도 많이 나왔으므로 의심하지 않고 먹였습니다. 그래도 결절까지야 사라질 줄은 많이 기대치 않았습니다.

2년을 하루처럼 꾸준히 먹이고 육식은 줄이고 토마토 야채 등을 많이 먹였습니다.

그동안 CT를 4번이나 찍고 초음파도 4번 했네요. 3개월마다 번갈아 가며 찍었으니까요. 수치는 야채수프 먹은 지 1년 지나서 완전 정상이 되었고 바이러스 양도 거의 검출되지 않았지요. 그래도 결절은 1㎝로 작아져서 그대로 있었답니다.

근데 얼마 전 처음 해본 MRI 검사에서 결절이 완전히 없어져 깨끗하다는 소견을 받았습니다.

야채수프가 큰 도움이 되었다 믿습니다.

저의 글 읽으시는 많은 분들 야채수프가 몸에 좋은 건 확실함을 알려 드리고 싶고요. 너무 감사해서 이렇게 기쁜 마음으로 글 남깁니다.

여러분들 모두 건강하시고 좋은 소식 여기 많이 남겨주시길 바랍니다.

[댓글 1] 님의 정성이 하늘을 찔렀네요. 아픈 사람을 관리하기가 보통 쉬운 일은 아닐 터. 토마토가 그리 좋다는데 야채만 먹었네요. 토마토도 같이 열심히 챙겨먹어야겠어요. 좋을 때 더 관리해야 하는 거 잊지 마시고요. 저도 님처럼 좋은 소식 줄 수 있게 더 노력해야겠어요. 감사해요.

사례 | 04 야채수프 먹은 지 3주 만에 관절이 나았어요.

글쓴이 : 야채조아요 | 날짜 : 2009년 4월 2일

제가 그동안 관절염 때문에 계단 오르내리는 게 힘들어서 지하철 타러갈 때 주로 엘리베이터를 이용할 정도였습니다.

2월에 야채수프를 접하고 3월초부터 음용하기 시작하여 마시기 3주 차에 관절염이 거의 다 나아서 이제 계단은 뛰어다닐 정도가 됐습니다.

물론 저는 야채수프를 먹으면서 고기, 우유, 각종 드링크 등의 시중 판

매하는 식품 등을 완전히 끊은 결과 빨리 나을 수 있었던 것 같습니다.

처음엔 반신반의하기도 했으나 밑져야 본전이라는 생각이 들어 제대로 실천해보기로 했고, 이제는 완전히 팬이 되어 야채수프 책도 수십 권을 구입하여 가까운 사람들에게 나눠드리고 야채수프를 음용해볼 것을 적극 권하고 있습니다.

이제 저는 야채수프로 고질병인 알레르기비염이나 무좀치료에도 도전해볼 생각입니다.

그동안 저의 전화를 친절하게 받아주신 운영자에게 다시 한 번 감사드리며, 우리 카페의 모든 분들도 야채수프와 음식 조절로 건강하시길 빌겠습니다.

감사합니다.

[댓글 1] 빨리 효험을 보셨네요. 축하드립니다. 저도 약간의 퇴행성관절염으로 야채수프를 3월부터 먹기 시작하여 오늘로 28일째인데 많이 호전되고 있습니다. 관절염에 효과가 있는 것은 확실한가 봅니다.

[댓글 2] 하하하… 좋은 정보 감사합니다. 저도 마흔 중반의 나이에 퇴행성관절염으로 마음고생을 하고 있는 중인데 희망이 보여서 기분 굿입니다. 열심히 복용하겠습니다.

[댓글 3] 축하드립니다. 운동도 열심히 하세요.

[글쓴이] 답글주신 모든 분들께 감사드립니다. 저는 이외에도 많은 효과를 보고 있는데, 특히 식구와 같이 복용하고 있는데 식구 역시 벌써 한 10년 이상은 젊어질 정도가 됐습니다. 제 나이 이제 50인데 비아그라가 울고 갈 정도이고 20대 때보다 더 좋아졌을 정도로 젊어졌습니다.

사례 | 05 야채수프 효과라고 생각되는데…

글쓴이 : 조에 | 날짜 : 2009년 5월 12일

야채수프와 현미차를 함께 마셨습니다.

아마도 2달 정도 되려나. 야채수프는 하루에 하나 정도만 마셔도 된다고 하셨지만 시험 삼아 두 개를 마셨습니다. 명현반응 같은 것은 없었고요.

그래서 그런 걸까요.

약 1년쯤까지 두어 달에 한번 정도 월경을 하다가 완전히 폐경기를 맞았다고 생각했는데. 2주 전쯤에 다시 월경을 했습니다. 일 년만에요. 그것도 아주 정상적으로요.

야채수프덕분이라고 생각이 되어서 계속해서 마셔보기로 했습니다. 참고로 저는 올해 51살 되었답니다.

[댓글 1] 너무 좋으시겠습니다. 저도 혹시나 하고 열심히 마셔봅니다. 그럼 꾸준히 현미차도 같이 복용을 하셨나요. 저는 일 년 동안 야채수프를 마셔왔는데 중간에 띄엄띄엄 현미차 마시고 이젠 현미차도 같이 열심히 마셔봐야 갰습니다. 제가 바라는 바인데 너무 축하드려요.

[댓글 2] 꾸준히 드셔보세요. 생리나 폐경기의 힘든 증상들이 완화될 거예요.

[댓글 3] 저는 확실히 생리통이 줄던데요? 거의 없을 때도 있고 통증이 확 줄 때도 있고요.

사례 | 06 머리카락이 자라났어요.

글쓴이 : 건강한우리가족 | 날짜 : 2009년 5월 16일

저희 아버지께서 야채수프를 3월 10일부터 드셨고요. 현미차 요로법도 같이 병행하셨어요.

복용한지 2달 만에 머리카락이 자라나고 있는 걸 봤어요.

아버지께서 이마쪽 머리가 아예 없으셨는데, 완전 반짝반짝이에요.

어쩜, 햇빛에 비친 아빠의 이마에 뽀송뽀송 하얀 잔털이 수북이 자라나고 있는 걸 엊그제 봤습니다. 너무 웃겨서. 현재 아버지께선 전립선 4기이구요.

6개월이 있어야 자라난다고 알고 있었는데 복용한지 2달 만에 경험하니 기분이 너무 좋고 야채수프에 완전 기대하고 있어요.

아버지께서도 경험하시니깐 전립선 역시 야채수프 복용하고 나을 거라 확실한 믿음가지시구요.

너무 행복합니다. 나중에 앞에 머리 심어드리려고 생각했는데 머리카락이 자라나는 아빠의 이마를 보고 있으니 돈 벌었지요?

아버지께서 야채수프, 현미차, 요로법 하루도 빠짐없이 하루 3번 하셔서 이렇게 머리카락도 자라고 다음번엔 아빠 임파선에 있는 나쁜 것들이 사라진 경험담 꼭 올릴게요. 그리고 전립선에 있는 나쁜 것들도 사라지면 또 올리고요.

나중에 아빠 머리카락들이 더 자라면 그때 사진 한번 올릴게요. 전과 후 사진요.

[댓글 1] 기쁘시겠어요. 앞으로도 열심히 드시고 건강 되찾으시길 빌겠습니다.

[댓글 2] 와~ 정말 효과 직방이네요. 모두 자연식이네요. 저도 야채 먹고 손톱 등 좋은 효과 보고 있습니다. 시간차 공격, 계속 좋은 효과 보시길 바래요.

사례 | 07 싱싱가족 야채수프체험 일기-2

글쓴이 : 싱싱 | 날짜 : 2009년 6월 5일

아빠 : 야채수프 마신지 2달째 되갑니다. 10일전부터 목 편도선이 아프고 기침이 계속 나더니 코 안이 완전히 말라 드디어 30년 된 축농증에서 거의 탈출하였습니다. 코가 완전히 뚫려 이제 말을 해도 코 안에서 공명이 생기며~ 아~ 이렇게 편하게 숨 쉬어보는 것이 몇 년 만입니까? 정말 행복합니다. 말할 때도 코맹맹이 소리 안 나고 그래서 자신이 더 생겼고요. 야채수프 축농증 밀어내다! 아참, 기침을 해도 이상하게 목이 안 아프데요. 보통 감기 걸려 기침하면 목이 몹시 아프잖아요?

엄마 : 여전히 얼굴살 좀 빠진 것 같습니다. 운동 안 해도 배도 좀 들어갔다고 하네요.

애들 : 거부감 없이 잘 먹고 있습니다. 최근 둘째가 코가 막혔었는데 코로 야채수프 한번 넘겼습니다. 아빠의 강제 및 회유에 의해 좀 좋아졌다고 합니다.

그럼 회원님 여러분 야채수프로 건강 계속 찾으세요. 화이팅!

[댓글 1] 축하~ 축하~ 축하드립니다. 건강을 회복하는 그날까지~ 화이팅!

[댓글 2] 우리 아이들이 비염이 심한데 꾸준히 잘 먹여야겠네요. 좋은 소식 또 기다릴게요. 살 빠진다는 말에 정말 잘 먹어야겠다 싶어요.

[댓글 3] 저도 목과 코에 가래가 항상 껴서 잘 때 가래가 소리를 내 코골이를 만드는데 한번 해봐야겠어요. 코로 넘기는 것. 성공하면 후기 올릴게요. 좋은 정보 감사합니다.

[댓글 4] 참 잘 된 일입니다. 축농증도 참 귀찮은 병인데요.

사례 | 08 야채수프는 호르몬

글쓴이 : 수야 | 날짜 : 2009년 7월 28일

나도 성공담이라고 하기엔 뭐하지만 하나만 쓰려고요.

내 나이 56세.

산부인과에 가서 호르몬 요법을 쓰려고 고민도 해 봤어요.

그런데 호르몬을 먹으면 암 가능성이 높아진다고 하고, 그리고 특별한 증상이 없는 한 안 먹어도 된다고 하네요.

하지만 그래도 걱정이 됐지요.

야채수프를 먹으면 생리도 한다고 하기에 혹시나 무슨 좋은 효과 없을까 싶었어요.

야채수프 꾸준히 먹는 중…. 아마 1년도 훨씬 넘었을 겁니다.

1년이나 먹어야 되는 것은 아니지만 그 결과 호르몬 수치가 걱정 없어요.

에구, 이걸 뭐라고 써야 하나, 쑥스러워서….

알아서들 해석 하세요.

그러니까 폐경 된 분들 산부인과 가지 말고 야채수프를 드시길 권유합니다.

아주 건강하고 다 말할 수는 없지만 여성에게 여러모로 좋아요.

다른 측면서도 많은 도움이 됩니다.

아주 건강하거든요.

가끔씩이라도 걸리던 감기도 사라졌습니다.

진작 먹었더라면 더 좋았을 것을~

[댓글 1] 축하드려요. 저도 그렇게까지 먹을 수 있도록 노력해야겠네요. 감사합니다.
[댓글 2] 우선 축하드립니다. 나는 특별히 나쁜 데가 있어서 먹는 게 아니고 예방차원에서 꾸준히 열심히 먹고 있는데 나이에 비해 크게 나쁘지 않아요. 고마운 일이죠. 예방 차원에서 열심히 드세요.

사례 | 09 간만에 들립니다.

글쓴이 : 숫돌이 | 날짜 : 2009년 7월 28일

정말 오랜만에 카페에 글을 올립니다.

〈야채수프〉를 처음 접했을 때, 긴가민가하며 더 이상은 방법이 없기에 복용하기 시작했지요.

저는 성인아토피로 30년간 양약에 의존하며 지내다가 결혼한 후, 장모님의 권유로 한방치료를 시작했습니다.

2006년 2월 한방치료 개시. 완전 폭발 그 자체였습니다. 얼굴은 모두 갈라져서 진물이 온몸을 덮쳤습니다.

괴물. 아내에게 가장 미안했습니다. 신랑이 하루아침에 눈썹이 다 빠진 괴물로 변했으니….

그러다 7월쯤 돼서 서서히 호전되기 시작했지요. 그런데 11월에 다시 2차 폭발을 겪었습니다.

밤에 단 잠을 한번 자는 것이 제 소원이었지요. 한방치료에 한계에 이르렀을 때, 눈썹 다 빠진 저는 모 고객사를 방문했다가 야채수프를 접하게 되었습니다. 한의사 선생님께서도 다른 한의원 명함을 건네더군요. 더 이상 치료하기에 너무 힘이 들다며….

제 주변에 보는 이들 모두 안쓰럽고 절망한 상황이었습니다.

2007년 4월부터 마시기 시작했던 것 같습니다. 아내가 정성을 다해 끓여주고 방법대로 매일 마셨지요. 마신지 한 달 만에 우선 진물이 진정되었고, 서서히 얼굴이 맑아지기 시작했습니다.

아토피는 스트레스가 가장 큰 적입니다. 마음을 다스리고, 스스로 방법을 찾아나가야 합니다. 저는 병원과 약을 끊은 후에, 야채수프를 복용하며, 등산을 다녔습니다. 충분히 땀을 내고 샤워를 하면 그날 밤은 편하게 잤습니다. 제 아토피는 정말 많이 나았습니다. 담당하신 한의사 샘이 놀랠 정도로 충분한 휴식과 마음의 안정이 가장 중요합니다.

제가 경험한 바 야채수프 역시 큰 효능을 있는 것은 분명한 사실입니다. 믿고 마시고 반드시 나을 것이라 생각하셔야 합니다. 믿음을 가지고 자신을 다스려야 합니다. 저를 보는 주윗 분들은 모두 놀랍니다. 언제 아토피가 있었냐는 듯….

아토피는 반드시 낫습니다. 절대 포기하지 마시고 야채수프를 꾸준히 드시고, 규칙적으로 운동을 하세요.

카페 분들 아프신 분들 모두 깨끗이 치유를 받으시길 간절히 기도드립니다.

[댓글 1] 고생은 하셨어도 효과를 보셨으니 정말 축하드립니다.

[댓글 2] 축하드립니다. 아토피를 야채수프로 효과를 보셨다는 분이 제법 많군요. 야채수프 + 믿음으로 치유를 하신 것 같습니다.

사례 | 10 오랜만에 글 남깁니다.

글쓴이 : 멋진여자1 | 날짜 : 2009년 8월 15일

생활하는 게 바쁘다보니 오랜만에 카페 들어와 보네요.

쪽지 남기신 분들도 많고 그러네요.

저의 근황이 궁금하신 분이 정말 많네요.

새 생명 얻은 지가 19개월이네요.

아주 건강하게 잘 살고 있습니다.

여전히 식이요법, 쑥뜸, 운동, 반신욕, 야채수프하고 하루에 두 끼는 생식 먹고 한 끼는 잡곡으로 먹습니다.

2년 지나면 한 끼만 생식으로 먹으려 합니다.

식이요법이 궁금하신 분이 많으신 것 같은데요

전 맥을 짚어서 저에게 맞는 음식과 안 맞는 음식을 구분해서 먹고 있습니다.

누가 아무리 좋다하더라도 저에게 맞지 않는 것은 절대 안 먹고 있습니다.

전 그냥 채소(시금치, 청경채, 브로콜리, 호박, 은행, 연근, 가지, 오이, 죽순, 양배추, 상추, 각종버섯, 당근, 비파, 콩나물, 토란, 고구마, 감자)와 과일(참외, 곶감, 비파, 무화과, 감, 바나나, 망고), 차(감잎차, 비파차, 알로에-요구르트랑 갈아 마십니다. 대추차, 버섯물)를 먹습니다.

전 그냥 비싼 먹는 것은 없네요.

그리고 저도 녹즙 때문에 고민 많이 했는데 녹즙은 안 맞는 사람이 많다하여 전 당근즙 말고는 전혀 녹즙은 안 먹고 있습니다.

병원에는 2달에 한 번씩 가는데 아주 좋다고 합니다.

전이도 없고 아주 좋다고 다들 놀라네요.

님들도 힘내시고요.

[댓글 1] 축하드립니다. 더욱더 건강하시기 기원 합니다.

[댓글 2] 축하드립니다. 더욱더 건강해지셔서 행복한 삶 영위하시길 바랍니다.

| 에필로그 |

예방의화학의 연구소를 시작한지 35년이 됐습니다. 그동안 형과 아버지가 암으로 돌아가셨습니다. 그리고 필자도 위와 십이지장이 암에 걸려 수술을 했습니다. 그런데도 끝나지 않고 암은 폐로 전이되었습니다.

이렇게 망가지도록 신용할 수 없는 현대의학을 무시하고 병마와 싸우며 괴로워하면서 자연스럽게 약초 연구에 몰두하게 되었습니다. 그동안에 실험한 약초 종류는 1,500여종이나 됩니다. 그러나 언제나 생각한 것은 연구의 과정으로 희생한 많은 동물이었습니다.

또한 동물실험만으로는 한계가 있었습니다. 제 자신과 가족의 몸을 대상으로 실험해 왔습니다. 제 자신의 몸에는 31회나 암세포를 주입했습니다. 그렇게 완성한 것이 〈야채수프〉와 현미차입니다.

기존의 의화학에서는 전혀 상상도 할 수 없었던 우수한 효과와 실적을 볼 수 있었습니다. 그것과 마찬가지로 수만 명의 건강을 원하는 분들의 이해와 협력을 받은 것이 너무나 기뻤습니다. 정말로 진심으로 감사합니다. 여기에 처음으로 공표할 수 있는 것도 모두 여러분의 힘이며 생명입니다. 감사합니다.

오늘날 〈야채수프〉에 의한 암의 치료와 예방이 가능하게 되었습니다. 그 결과 다음과 같은 일이 생긴 것 입니다.
- 닳아버린 관절뼈를 정상적인 뼈로 만드는 것.
- 인체의 모든 골격을 다시 한 번 재생하여 튼튼한 골격으로 만든 것
- 노화현상을 막고 피부가 젊어지고 생체의 부활을 실현한 것
- 불치병이라는 백내장(증)도 완전하게 치유한 것
- 피폭성 백혈병, 급성백혈병도 치유가 가능한 것
- 간장병, 고혈압, 심장질환, 특히 뇌종양, 이외 뇌의 암 기타 등등 머리 부분에 있어서의 모든 질병을 치유하는 것

이와 같이 〈야채수프〉의 효능은 셀 수 없을 정도로 많은 성과를 올리고 있습니다.

이것을 계기로 많은 여러분에게 협력과 근면한 노력을 바랍니다.

그리고 뇌 장애로 인한 정동실금, 언어장애, 요실금, 보행장애, 불면증, 두통, 시력장애, 실어증 등 뇌신경장애가 있는 분은 의외로 빠르게 사회로 복귀가 가능해 집니다. 다만 의약품 복용을 중단하지 않으면 그 결과는 얻을 수 없다고 저는 생각합니다.

지금부터 100년 이상이나 옛날에 그 위대한 발명왕 토마스 알바

에디슨(1847~1931)은 이러한 말을 했습니다.

"미래의 의사는 투약을 하지 않고 환자의 골격, 구조, 영양, 질병의 원인과 예방에 주의를 기울이게 될 것이다."

정말로 21세기의 의료혁신을 예언한 명언입니다. 의료, 약사행정을 짊어지고 있는 여러분. 그리고 건강을 원하는 사람들은 에디슨의 100년 전의 이 말을 지금 다시 한 번 깊이 음미하시고 의료가 무엇인가를 상기해 주십시오.

앞으로도 정진해서 사람들에게 도움이 될 수 있는 의화학 연구를 추진하고 싶습니다

| 옮긴이 글 |

다시 〈야채수프 건강법〉을 권합니다

우리나라는 암발생률을 높이는 서구식 식생활습관, 흡연, 음주로 인하여 암환자가 매년 급증하고 있습니다. 그리고 세계보건기구(WHO)는 20년 후에 암환자 발생이 50% 증가할 것으로 예상된다고 합니다. 뿐만 아니라 최근에는 전 세계적으로 발생하고 있는 신종인플루엔자 A(H1N1)는 바이러스가 변이를 일으켜 생기는 기존에 없던 새로운 바이러스로 사람에게 감염을 일으키고 있는 호흡기 질환의 원인이 되고 있으며 구토와 함께 사망에 이르게 하고 있습니다. 신종인플루엔자A는 사람·돼지·조류 인플루엔자 바이러스의 유전물질이 혼합되어 있는 변종으로서 2009년 봄에 멕시코와 미국 등지에서 발생한 뒤 지구촌을 강타하고 있습니다. 이와 같은 변종 바이러스는 또 다른 내성을 지녀서 인류를 위협할 것으로 보입니다. 따라서 우리는 건강한 삶에 대한 지속적인 관심을 가질 수밖에 없습니다.

야채수프의 기본원리는 인체의 세 가지 구성요소인 체세포, 콜라겐, 칼슘의 균형을 유지하는데 있으며 이로 인하여 다양한 치료효과를 나타냅니다. 야채수프는 일본인 다테이시 가즈(立石 和)가 약 30년 전 개발하였습니다. 일본에서 선풍적인 인기를 얻게 되자 우리나라에서도 관련서적이 많이 출간이 되었습니다. 야채수프와 관련된 대부분의 서적은 다테이시 가즈가 쓴 『원조 야채수프 건강법』을 번역한 것입니다. 그러나 번역된 책들을 살펴보면 원본과 다르게 오류가 다소 발견되어 많은 아쉬움을 주고 있습니다.

역자는 2001년 야채수프에 대한 정보를 알고 나서 수년간 야채수프를 음용하고 인터넷 카페를 개설하여 2009년 8월 현재 일만 여명의 회원 분들과 정보를 교환하고 있습니다. 역자는 2005년에 이미 인터넷 카페 '야채수프1004'의 많은 정보를 바탕으로 2005년에는 『암·질병 예방과 치료에 도움 주는 기적의 야채수프』를 출간하였습니다. 비록 역자의 전공분야는 아니지만 단 한분이라도 이 책으로 건강을 찾을 수 있다면 그것은 분명 축복받을 일이라 생각하였습니다. 그러나 마음한 곳에 허전함을 지울 수가 없었습니다. 다테이시 가즈가 쓴 야채수프건강법의 원본을 입수하기 못했기 때문이죠. 수년을 백방으로 뛰어 다니며 수소문 끝에 우연한 기회에 다테이시 가즈가 쓴 『원조 야채수프 건강법』을 입수하여 번역작업에 몰두하여 드디어 책을 출간하게 되었습니다.

원본이 주는 느낌을 최대한 살리고 인터넷 카페인 '야채수프1004'에서 발췌한 명현반응과 성공사례 등을 실어서 독자들이 조금 더 쉽게 다가 설 수 있게 하였습니다.

역서를 출간함에 있어 야채수프요법을 개발한 다테이시 가즈, "야채수프천사" 가족, 출간에 많은 도움을 주신 김영진 이사님과 아울러 편집과 교정, 자료조사를 위해 많은 수고를 하신 정종덕 편집위원님께 깊은 감사를 드립니다.

다음카페 '야채수프1004' (http://cafe.daum.net/VS09) 운영자

보우(普愚) 최 현